DIGA TREINTA Y TRES
ANECDOTARIO MÉDICO

J. IGNACIO DE ARANA

DIGA TREINTA Y TRES

ANECDOTARIO MÉDICO

ESPASA MINOR

Espasa Minor

Directora colección: Nuria Esteban
Diseño de colección: Álvaro Reyero
Maqueta de cubierta: Ángel Sanz Martín
Ilustración de cubierta: Image Bank

Primera edición: febrero, 2000
Segunda edición: febrero, 2000
Tercera edición: marzo, 2000
Cuarta edición: abril, 2000
Quinta edición: mayo, 2000
Sexta edición: mayo, 2000
Séptima edición: agosto, 2000
Octava edición: septiembre, 2000
Novena edición: octubre, 2000
Décima edición: octubre, 2000
Undécima edición: noviembre, 2000

Depósito legal: M. 42.286-2000
I.S.B.N.: 84-239-9826-6

Espasa, en su deseo de mejorar sus publicaciones, agradecerá cualquier sugerencia que los lectores hagan al departamento editorial por correo electrónico: sugerencias@espasa.es

Impreso en España/Printed in Spain
Impresión: Huertas, S. A.

Editorial Espasa Calpe, S. A.
Carretera de Irún, km 12,200. 28049 Madrid

Para Mercedes, como todo.
Y para Almudena, Mercedes,
Ignacio y Rodrigo.

A todos los colegas
que me han brindado sus recuerdos.

Índice

Prólogo

El ejercicio de la medicina constituye una forma de ser y de estar en la vida y ante la vida. Es una de las poquísimas dedicaciones humanas que pueden definirse con exactitud utilizando el término de *profesión;* las otras serían la vida religiosa, el derecho, la enseñanza y la milicia. Todas las demás, si bien se mira, no pasan de ser *oficios* más o menos sofisticados por los adelantos técnicos o científicos que cada uno posee. La medicina es una auténtica profesión porque quien se dedica a su práctica *profesa* una vocación de servicio e impregna su vida entera, hasta los últimos entresijos, con esa voluntad de servir.

El médico tiene su campo de actuación principal en el contacto directo con los seres humanos. Aunque la medicina moderna prodigue los grandes centros sanitarios, promueva la formación de equipos de atención y tienda a transformar a los médicos en funcionarios o empleados como los de cualquier servicio público, su profesión adquiere sentido en el encuentro personal, íntimo, transido de confianza, entre el médico y su paciente. El enfermo, que requiere y exige las prestaciones que hoy le puede proporcionar el ultratecnificado mundo sanitario, busca también ese diálogo entre persona y persona, a solas, durante el cual puede descargar sus vivencias, su alma, sobre los sentidos y el alma de *su* médico. Los métodos complementarios de diagnóstico y tratamiento, aunque en ocasiones ocupen un aparente primer puesto por su deslumbrante aparatosidad y su prestigio de innovación científica, no serán nunca sino meros auxiliares de aquel diálogo. Siempre fue así y así debe continuar siendo si queremos que esa profesión se siga llamando medicina y no deseamos verla convertida en una suerte de biología especializada en un ser vivo más, por muy peculiar que sea éste desde el punto de vista morfológico o funcional.

El médico durante el trato con su paciente es también una persona que ve transformada su intimidad; que asume el dolor, la angustia, la esperanza o la desesperanza de quien se confía a él; que integra todo ello en su propia vivencia, le da sentido y busca el modo de cumplir aquella máxima que preside toda su actuación: *curar, a veces; aliviar, a menudo; consolar, siempre*. Pero, además, una vez finalizada su misión en este o aquel caso, el médico rememora lo escuchado y vivido, se libera entonces del acuciante compromiso asistencial y contempla por un momento todo aquello con ojos de espectador. Y se da cuenta de que acaba de asistir a un suceso humano que merece la pena contarse. En unos casos habrá sido una situación dramática durante la cual se puso de manifiesto, en carne viva, una de esas cualidades del ser humano que lo definen como imagen de Dios o de las que nos hacen comprender que en nosotros habita también un rasgo demoníaco. En cualquiera de ambas circunstancias su relato podrá tener un valor didáctico para el oyente o lector aparte del que tenga como mera narración, que no es poco: será difícil para la imaginación de un novelista encontrar rasgos y personajes completos de la riqueza de esos seres de carne y hueso que aparecen tan a menudo frente a los médicos.

Otros casos harán brotar la sonrisa o desencadenarán la carcajada por lo que tienen de jocoso en su lenguaje o en las circunstancias concretas en que se desarrollaron. Ambas reacciones están bien; sirven de catarsis, de desahogo a una jornada o a muchas en que se ha vivido con el ánimo en tensión, los cinco sentidos alerta, la conciencia en guardia y el alma en vilo. El recuerdo o el relato de estas situaciones está desprovisto de la más mínima connotación peyorativa o ridiculizadora hacia la persona que las protagoniza; se desprenden de nombres y pasan a ser bienes mostrencos de los que puede disfrutar el primero que los alcance.

El presente libro reúne en sus páginas algunos de estos sucesos dignos de contarse. La procedencia de las anécdotas que aquí incluyo es muy variada. Muchas las he vivido yo mismo en el curso de veinticinco años largos de ejercicio profesional en hospitales y consultas; las conozco, pues, utilizando la terminología forense, «de ciencia propia». Otras me las han contado colegas durante divertidas tertulias en las que los temas científicos de conversación han dejado paso a la evocación de hechos puntuales que rompen la monotonía y la aridez de los discursos puramente técnicos. Algunas han aparecido escritas en los escasos anecdotarios que se han publicado, siempre en condiciones editoriales muy restringidas, por lo que no han llegado al conocimiento del lector no médico. No sé de ningún médico que no haya pensado más de una vez en poner por escrito sus vivencias anecdóticas que de no ser así suelen olvidarse con el trajín cotidiano; sin embargo, ese deseo se queda casi siempre en la nebulosa de las buenas intenciones o todo lo más en unas anotaciones presurosas y volanderas en alguna cuartilla que termina por traspapelarse. Unas pocas de las anécdotas que van a continuación me han sido referidas por pacientes que fueron sus protagonistas o testigos presenciales; estos casos demuestran que nunca faltan personas capaces de asumir con buen humor sus errores o meteduras de pata, lo que es muy de agradecer y hasta de alabar en una sociedad tan crispada como la nuestra.

Los lectores que se acerquen a este libro serán de dos tipos. Por un lado estarán los médicos y sus familiares y allegados. Para éstos su contenido les habrá de servir de distracción y con mucha probabilidad evocarán el recuerdo de hechos que conocen por su personal experiencia. Nada les extrañará, y estoy seguro de que cada lector de este grupo podría aportar unas cuantas anécdotas más.

El otro grupo de lectores estará constituido por personas ajenas al ámbito médico que sin duda encontrarán en sus páginas motivo de entretenimiento. A ellas quiero hacerlas desde aquí una advertencia: lo que van a leer es todo cierto. A mí algunas de estas personas me han solido llamar mentiroso o cuando menos exagerado si en una reunión he relatado alguna de las anécdotas vividas en mi práctica profesional. Créanselas todas sin excepción; la realidad es muchas veces más divertida que la ficción. Los médicos tratamos con gentes de todas clases; la mayor parte, para qué vamos a engañarnos, son aburridas, como quizá lo seamos muchos de nosotros; pero de vez en vez se encuentra una perla entre una carretada de ostras y vale la pena sacarla a la luz.

Y ahora, sigan leyendo, pero no olviden al terminar el libro que en el transcurso de cada anécdota seria o jocosa se hallaban al menos dos seres humanos: uno sufriente o preocupado, el otro receptivo y dispuesto siempre a ayudar. Esa es la gloria de nuestra profesión; aunque a veces nos dé la risa.

I

LA CONSULTA

La consulta, el consultorio, es el ámbito en el que se desarrolla la inmensa mayoría de las relaciones entre el médico y el enfermo. La palabra procede, cómo no, del latín y hace referencia al hecho de aconsejar o de buscar consejo que es a lo que allí acude la persona doliente y lo que se supone que el médico está capacitado para ofrecer. Este concepto nos debe permitir una primera consideración: quien pide consejo a otro en cualquier circunstancia de la vida es porque, previamente, siente confianza hacia él y cree además que le supera en el conocimiento de lo que ahora vive como un problema, un conflicto que no sabe o no puede resolver por sí mismo. La confianza está indisolublemente unida, incluso en su etimología, con la confidencia y por eso la consulta médica es un momento en el que el enfermo no sólo deberá desnudarse físicamente ante el doctor para que éste le practique la exploración física en busca de su alteración orgánica, sino que previamente se habrá tenido que someter a un desnudo mental en el que deje a la vista del médico las mayores intimidades del espíritu. Esto, a veces, da lugar a situaciones divertidas.

A la consulta del pediatra acuden con un niño recién nacido su madre y la abuela. El médico diagnostica que el niño padece una luxación congénita de cadera, un proceso no muy infrecuente en el que hay un defecto de esa articulación que requiere tratamiento ortopédico prolongado. La madre de la criatura se queda acongojada por la noticia y se echa a llorar. Cuando el médico pregunta si existe algún antecedente, toma la palabra la abuela:

—Mira niña, al doctor hay que decirle toda la verdad. Señor doctor, si mi nieto tiene eso que usted dice en las caderas es porque ésta —señalando con la cabeza a la apesadumbrada hija— y su novio *lo hicieron* en un «Seiscientos», y ya se imagina usted la postura que tendría la chica durante *la cosa*.

Otras veces no se trata de confianza, sino de algo parecido a una rendición de la voluntad de lucha que en ocasiones los médicos no sabemos apreciar y nos tomamos la frase como si se tratara de una previa manifestación de duda sobre nuestra capacidad. Ustedes juzgarán.

—Vengo a ver si usted me acierta.

O, más claramente, de una duda en toda regla:

—He ido ya a dos médicos y cada uno me ha dicho una cosa, así que vengo a usted para ver en qué quedamos.

O sea, se nos pide algo así como una labor de desempate. Y entonces el asunto suele empeorar porque no es difícil que nuestra tercera opinión discrepe de las de nuestros colegas y entonces ya el paciente saldrá de allí con las manos en la cabeza y una sarta de improperios en la boca dirigidos a todo el gremio médico. En realidad, esto no hace sino corroborar la sentencia popular: «Un médico, cura; dos, duda; tres, muerte segura.»

Tendremos ocasión más adelante, en otro capítulo de este libro, de comentar esta situación tan frecuente y que no habla nada a favor de los galenos ni mucho menos beneficia a los pacientes; cada palo tendrá su propia vela que aguantar.

El acto de la consulta médica se compone de varias fases sucesivas que se deben cumplir siempre, aunque sea de forma sincopada y presurosa, si la situación obliga a ello, para que pueda llegar a buen fin.

La primera fase es la *anamnesis* —una palabra de origen griego que significa algo así como recuerdo—, esto es, el relato lo más exhaustivo posible de los antecedentes tanto personales como familiares del paciente; el médico irá haciendo preguntas sobre datos que él considera de interés y el enfermo en ocasiones no podrá recordar bien los detalles; en otras ocasiones lo hará con extraordinaria y encantadora precisión.

El pediatra interroga a una madre sobre los antecedentes de los primeros meses de vida de su hijo: embarazo, parto, peso al nacer... Para conocer la vitalidad y el apetito de la criatura durante ese periodo hace una pregunta muy sencilla:

—Señora, ¿se agarró bien al pecho el niño?

Y la madre contesta con delicioso candor:

—¡Huy, sí, señor, como si fuera un adulto!

Claro que, aunque parezca obvio, la norma más elemental y primera de todas, es que el enfermo acuda al médico.

—Buenos días, señora; dígame qué le pasa.

—No es a mí, doctor, es a mi marido, pero él no ha podido venir porque está en la cama enfermo.

O que en realidad se trate de un enfermo; de una persona, quiero decir. La siguiente anécdota hay que situarla en la época, todavía reciente, en que los pediatras de la Seguridad Social no atendían más que a niños hasta los siete años, siendo a partir de esa edad asistidos por el médico de medicina general.

Una señora entra en la consulta del pediatra y, de buenas a primeras, le pide a éste una receta de un popular complejo vitamínico y mineral de uso infantil. El médico, que conoce a la mujer y sabe que no tiene hijos, le pregunta que para quién son esas gotas.

—La verdad es que son para mi gato, pero como cuestan caras, si usted me hace la receta tengo que pagar menos.

El médico pudo tener muchas reacciones y ninguna agradable para la impertinente visita, pero se ve que tenía el día tranquilo a pesar de los más de cuarenta pacientes que aguardaban su turno en la sala de espera y salió del paso con una ocurrencia.

—¿Qué edad tiene su gato? —preguntó.

—Siete años y medio, doctor.

—Pues entonces tiene que pasar a mi compañero de medicina general.

Y la señora salió del despacho sin inmutarse aunque, eso sí, no repitió la jugada con el compañero generalista.

La historia clínica

Constituye el auténtico meollo de la atención médica, hasta tal punto que don Gregorio Marañón, uno de los más célebres y eficaces médicos españoles de todos los tiempos, llegaba a decir que con una buena historia se podía alcanzar un diagnóstico correcto en la mayoría de las ocasiones sin apenas tener necesidad de explorar al enfermo ni mucho menos de recurrir a técnicas especiales y auxiliares como los análisis, radiografías, etc. Consiste en el relato pormenorizado de los síntomas y signos por el propio paciente. Valga aquí el inciso de decir que se entiende por *síntoma* el dato subjetivo y por *signo* el demostrable objetivamente; así, como ejemplos evidentes, el dolor o la sensación de una digestión pesada serán *síntomas,* mientras que la fiebre o la hinchazón de una articulación serán *signos*.

Es el diálogo que sigue a la primera interrogación: «*¿Qué le pasa?*». O así debería ser, porque hay algunos sujetos que llegan a la consulta con muy malas pulgas y, al parecer, con una idea muy clara de los papeles que allí desempeña cada cual.

—¿Qué le pasa?

—Eso lo sabrá usted que es el médico.

Y el buen doctor se queda de una pieza sin saber ya cómo seguir porque ha fallado estrepitosamente el primer y básico contacto. Y entonces, ¿a qué viene este señor o esta señora?, ¿se creerá que soy adivino o algo por el estilo? Claro que lo que el paciente piensa del médico es a veces algo muy misterioso: un adivino, un mago, un taumaturgo; o cosas más raras.

—Oiga, ¿usted habrá estudiado para que le den el título?

—No, señora, a mí me lo dieron en una rifa.

Y aquella señora se apresuró a requerir el libro de reclamaciones del ambulatorio y escribió, con absoluta seriedad y un descomunal escándalo en sus palabras, que no comprendía cómo en un Centro del Estado, «que pagamos todos», se puede contratar a gente que ganó el título de médico en una rifa.

La consulta, como la confesión, debería ser privada, un encuentro entre médico y paciente sin testigos donde se hablara sin tapujos, inhibiciones u otros condicionamientos que vician la relación y que pueden, y frecuentemente lo hacen, confundir y tergiversar los datos que el enfermo aporta y los detalles que el médico capta en la conversación.

Pero esto no siempre es posible; incluso diría que no sucede en la mayoría de las ocasiones. Como mínimo, en casi todos los despachos de consulta, sobre todo en los de instituciones públicas, suele estar presente el personaje de la enfermera o de la auxiliar de clínica cuya misión es ayudar al doctor en el manejo de documentos, instrumental o del propio enfermo durante la exploración. Es un personal necesario porque el quehacer cotidiano de un consultorio tiene mil detalles en los que no se puede entretener el médico. Aun así, esa figura suele cohibir a un cierto número de pacientes a la hora de manifestar algunos de sus síntomas o de las vivencias que han podido conducir al padecimiento que les aqueja.

Esto era más frecuente hace unos años que ahora, y sobre todo en ciertos estratos sociales y en pacientes de edad más que madura. El enfermo, o la enferma, comenzaba a dudar, utilizaba circunloquios de lo más divertido, mientras miraba de soslayo y con recelo a la ayudante del médico. Naturalmente, y sobre todo en España, esta situación se extremaba cuando el asunto que se trataba concernía al aparato génito-urinario, tanto del hombre como de la mujer, y a la actividad sexual desarrollada por el individuo.

Somos, efectivamente, un país con una gran carga de hipocresía en lo que se refiere a ese tipo de cuestiones. Si bien se dice, con razón, que aquí hasta el más conservador es liberal de cintura para abajo, y de sexualidad se tiñen muchas de nuestras conversaciones y los alardes y fantasías en este punto están a la orden del día en cualquier tertulia de hombres solos o de mujeres solas, lo cierto es que luego, a la hora de contarle al médico los problemas de que adolecen nuestras flamantes gónadas, nos solemos trasformar en gazmoños y no sabemos cómo empezar. Y, curiosamente, lo somos más los hombres que las mujeres, quienes en esto se presentan más por lo derecho aunque se les turbe un poco la mirada cuando lo plantean. Por eso, cuando hace ya muchos años ejercía yo de médico general en un consultorio de la periferia madrileña tomé la decisión de cortar aquellos gárrulos circunloquios y perífrasis que precedían a la manifestación de la enfermedad.

—Mire, doctor, yo venía porque... no sé cómo decirle. Tengo un problema... en fin, unas molestias..., vamos que no sé por dónde empezar...

—Ande, hombre, quítese los pantalones.

Y no fallaba nunca. Debajo de aquellos pantalones radicaba la cuestión. El enfermo, además, se sentía repentinamente liberado de la obligación de seguir buscando palabras para expresar lo que su *super ego,* que dirían los psicoanalistas, le bloqueaba. A partir de ese momento la consulta transcurría con absoluta normalidad y el paciente, aliviado de súbito, me contaba toda clase de detalles en un ambiente que casi podríamos calificar de camaradería.

En las consultas sucesivas se había establecido por parte del sujeto un curioso código críptico con el que salvaba desde el principio la inhibición.

—Vengo a la revisión de *ya sabe qué*.

Todo esto hubiera hecho las delicias de Sigmund Freud. La escena se repitió con más de una veintena de pacientes en el tiempo que duró mi estancia en aquel consultorio y supongo que mi sucesor tuvo que inventarse algún otro método para romper el hielo con esos hombres y los que siguieran yendo por la consulta con problemas parecidos. Yo, por si acaso, le dejé una nota mencionando muy someramente el padecimiento de cada uno de los afectados de *yasabequeítis*.

La falta de auténtica privacidad en la consulta viene dada fundamentalmente porque el paciente acude acompañado de algún familiar: el cónyuge, la madre en el caso de chicos y chicas jovencitos, un hermano... y hasta la vecina «que se ha ofrecido muy amablemente para no dejarme sola». Si el acompañante se limita a cumplir su aparente misión de escolta o cortejo y se mantiene callado, la cosa puede ir bien, pero esto rara vez sucede. Lo más habitual es que se deje arrastrar por su afán de protagonismo —hay personas a quienes hasta en los entierros les gustaría ser el muerto— y quiera participar activamente en todo el proceso de la consulta. Se adelantan a contestar a las preguntas que el médico dirige al paciente, matizan las respuestas de éste...

—No, Manolo, eso te pasó mientras subíamos las escaleras en casa de mamá.

— Hija, qué memoria tienes. El dolor te iba más hacia la izquierda y además te ha ocurrido ya tres veces, no dos.

—Lo mismo me pasaba a mí y resultó que todo era de la vesícula, ¿verdad, doctor?

—No le haga mucho caso, doctor, que es bastante exagerado, y lo que yo digo: si además tuviera que hacer las cosas de la casa, lavar, fregar, cuidar niños... Nada, nada, ni caso.

—Si se lo tengo dicho mil veces, pero es como si hablara con una pared.

—A mí me parece que todo son nervios o algo de la próstata o de los ovarios, del corazón no creo, pero en fin, usted nos dirá.

O quiere «enterarse bien» de lo que le pasa a su acompañado y, sobre todo, de las normas de tratamiento que el médico dictamine.

—El tratamiento dígamelo a mí porque éste —o ésta— es muy despistado y no se va a acordar en cuanto salgamos de la consulta.

—No se preocupe, doctor, que yo le daré a ésta —o éste — las medicinas a sus horas, porque lo que es ella —o él—...

—Y esto que le manda ¿lo podría tomar yo para mis dolores de cervicales?

—(Mientras el paciente se viste, y en voz baja.) A mí dígame la verdad —como si la norma de los médicos fuese engañar a los pacientes y su compañía constituyera un pozo insondable de confidencias y una garantía de serenidad ante las malas noticias.

A veces, este tipo de consultas «a dúo» plantean situaciones violentas porque el desacuerdo es total entre ambos cónyuges, por ejemplo, a la hora de contestar —uno por sí y el otro por interposición— al interrogatorio médico. Lo que uno dice se lo corrige automáticamente el acompañante, éste replica y acaban por enzarzarse, ante los atónitos ojos del médico, en una verdadera pelea conyugal o de la familia o de vecinos, que, como he dicho, de todo hay. En alguna ocasión he llegado a pensar que el asunto podía pasar a mayores, si no en mi presencia, sí al cabo de un rato y en la intimidad de los dos personajes. Así al menos me lo hizo sospechar la frase que un marido —el paciente— le dirigió a su esposa, que no había dejado ni un momento de llevarle la contraria en toda la consulta, a la misma puerta de mi despacho:

—Cuando lleguemos a casa, te arranco la cabeza.

Este protagonismo del acompañante se hace extremo, a la vez que es aquí prácticamente inevitable, en el caso de las consultas de pediatría. Si etimológicamente *infante* quiere decir «el que no sabe todavía hablar», no tiene vuelta de hoja que la medicina infantil debe recurrir a un «intérprete» que es habitualmente la madre de la criatura. Hay quien dice que los pediatras somos lo más parecido a los veterinarios porque ambos tratamos con sujetos que no tienen capacidad de expresar sus síntomas y nos habremos de fiar únicamente de los signos externos o de aquellos otros que descubramos con las distintas maniobras de exploración. Pero no es cierto para los pediatras —muy posiblemente para los veterinarios tampoco—; claro que el niño tiene expresividad, lo que sucede es que hay que saber entenderla en gestos, actitudes, estados de ánimo, hasta en la forma de llorar, reír o mirar a su alrededor; y para eso los pediatras cuentan con un arma que parece, y lo es, una verdad de Perogrullo: les gustan los niños. A nadie que no le gusten previamente los niños se le ocurriría dedicarse a esta especialidad; y a quien le gustan sabe ponerse a su nivel, juguetear con ellos durante la consulta, hacerles algún arrumaco o interesarse vivamente por el juguete al que se aferran durante la visita como pidiendo protección al muñeco o al coche de bomberos.

Los médicos de cualquier otra especialidad rehúsan en cuanto les es posible el atender a pacientes infantiles, y la llegada de uno de éstos a sus salas de espera y sus despachos para alguna interconsulta solicitada por el pediatra, es anunciada por la enfermera como si se tratara de una amenazante invasión de los bárbaros y acogida por el médico con un repelunco ante la inminente relación con un ser pequeñajo, muy habitualmente llorón y en absoluto colaborador con su método de trabajo. Muchos médicos son capaces de asistir a sus parientes —aunque no les guste, que esa es otra cuestión— afectados de cualquier dolencia ajena a su especialidad, pero saldrán corriendo a llamar a un compañero cuando uno de sus hijos pequeños tenga el menor síntoma de enfermedad.

Para el pediatra, que siempre está afectivamente del lado del niño, algunas consultas pueden ser muy divertidas. Como cuando ante las protestas maternas de que el chiquillo no come absolutamente nada (ella dirá casi siempre *no me come nada),* el vástago se relame con una estupenda piruleta de colores o con el chocolate de un bollo recién devorado que todavía le mancha las comisuras de los labios. O los niños algo mayorcitos que dedican a su progenitora miradas que dicen «tú estás loca, mamá» cuando la mujer anda contándonos algún trastorno del comportamiento que a ella le preocupa seriamente.

Por mucho que el mundo moderno vaya igualando los papeles —los psicólogos dirían los *roles,* pero eso es una pedantería— que desempeñan en el hogar y fuera de él el padre y la madre, hay cosas que no pueden cambiar o lo harán todavía de forma muy paulatina. Una de ellas es la atención que instintivamente prestan uno y otro a los niños, especialmente en los primeros meses de vida de éstos.

Cuando veo en mi práctica médica a un recién nacido, entre las normas y advertencias que hago a los padres, sobre todo si son primerizos, es que a partir de ese momento se olviden de dormir bien por las noches; además de las demandas habituales del niño por comida o limpieza, una criatura durante los primeros meses es una verdadera caja de ruidos y los padres estarán pendientes de cada uno que salga de la cuna; pero es que además se sobresaltarán también cuando el niño no haga ruidos; y así una noche tras otra. Pero he aquí que a la hora de relatar en la consulta esos sobresaltos nocturnos, o el haberse tenido que levantar varias veces porque el niño lloraba, es casi siempre la madre quien lo hace; el padre por lo general ha dormido plácidamente, lo que da lugar a cómicas situaciones entre ambos y frente al médico.

—Anoche el niño lloró tres veces.

—Pues yo no le oí, pero mi mujer me pegó un codazo la segunda vez y sí, es verdad, lloraba y lloraba.

—Como que tú no te enteras nunca, pero yo me paso la noche en vilo.

Otras veces el padre sí se entera, bien por su propio estado de alerta o por los reiterados codazos que recibe en las costillas. Y entonces es él quien con más angustia demanda del médico una solución para esa vigilia continuada.

—Doctor, por Dios, que mi mujer puede dar una cabezada por la mañana, pero yo a las siete me tengo que levantar para ir al trabajo. Díganos usted algo porque así no *podemos* seguir.

Esto, claro es, en condiciones laborales normales, es decir, cuando la mujer puede permanecer en casa durante unos meses acogida a la baja maternal. Si la madre, por la razón que sea, no goza de ese beneficio legal, si tiene que incorporarse en muy breve plazo tras el parto al mundo del trabajo, la vigilia forzada puede erigirse en motivo de consulta desesperada incluso intentando que el médico prescriba algún sedante ¡a un niño de pocos días de vida! Son gajes de la maternidad-paternidad que pueden resumirse en la conocida expresión de que los hijos deberían venir a la familia como los electrodomésticos: con un libro de instrucciones.

En el proceso de elaboración de la historia clínica, y para un libro como éste que pretende recoger las anécdotas vividas en el día a día de la medicina, habría que iniciar un capítulo aparte y monográfico dedicado a relatar las tergiversaciones lingüísticas a que da lugar la frecuente terminología anatómica o científica cuando es utilizada por los pacientes. Es este uno de los aspectos más divertidos de la práctica médica y de los que más momentos jocosos proporciona cuando se recuerdan los a veces complicadísimos vocablos con que algunos enfermos transmiten su padecimiento, el lugar del organismo en que sienten la molestia o el tratamiento o la exploración a los que han sido sometidos. Son como breves fogonazos de gracejo que muchas veces iluminan por sí solos la monotonía de una larga jornada de consulta. Vale la pena traer aquí unos cuantos, aislados o en el contexto de la conversación donde se produjeron.

En primer lugar diré que los mismos nombres de algunas especialidades médicas son motivo de esos errores verbales, como el llamar *pichiquiatra* al psiquiatra, *trampatólogo* al traumatólogo o *partero* al tocólogo «porque a mí *me da corte* llamarle eso de tocólogo a un médico».

Una especialidad a la que hay que reconocer un nombre endiablado es la otorrinolaringología, la que se ocupa, en orden justamente inverso a su título, de las enfermedades de la garganta, la nariz y los oídos. Si bien se oye con frecuencia decir que se acude al *médico de la garganta* o al *de los oídos*, el uso más corriente es hablar del *otorrino,* sincopando tan larga titulación. Aun así, hay a quien le resulta difícil el nombrecito o, lo que es mejor, lo malentiende como una mala pronunciación de los demás.

—Yo vengo al doctor Rino.

—Soy yo; dígame —invita el médico suplente del titular.

—No, no. El otro día vine y el doctor Rino era otro señor.

El hospital donde yo trabajo está situado entre las calles madrileñas de Doctor Esquerdo y Doctor Castelo y eso provoca en sus consultas externas diálogos de este tipo:

—¿Es usted el doctor Esquerdo?

—No, señor. Yo soy el doctor N.

—Ah, pues a mí me han mandado venir a la consulta de huesos del doctor Esquerdo.

O este otro:

—Pues el doctor Castelo del otro día no era usted.

Claro que alguna vez quien se equivoca es el médico porque creyendo oír de labios del paciente un término mal pronunciado, hace su propia corrección sobre la marcha y mete la pata. Para comprender el caso que voy a contar hay que imaginarse una consulta masiva de medicina general donde el médico, sobrepasado en su labor por más de un centenar de pacientes que tenía que ver en dos horas —y así eran hasta hace unos años muchas de las consultas de la Seguridad Social—, se limita a expedir volantes para los distintos especialistas según los síntomas que muy someramente le cuente el enfermo o, directamente, según la petición de éste.

A la consulta del oftalmólogo acude una voluminosa mujer algo entrada en años y en carnes, provista de su correspondiente volante del médico general.

—Usted dirá, señora.

—Pues verá. Es que cuando termino de hacer de vientre y me limpio, el papel sale manchado de sangre.

Ojos desorbitados del médico y de la enfermera; crispación de puños y subida acelerada de la adrenalina.

—Pero, oiga, usted. ¿Qué clase de broma es esta? A usted ¿quién la manda aquí?

—El médico de cabecera

—¿Cómo que el médico de cabecera? Pero usted ¿qué le ha contado?

—Pues nada porque no había tiempo, que yo tenía el número ochenta y cinco y detrás de mí estaba la sala de espera llena. Yo sólo entré y para no tardar le pedí al médico un volante para el *culista*. Y aquí estoy.

El oftalmólogo descargó la adrenalina a través de una carcajada y en el fondo de su alma compadeció a su colega generalista que en esta ocasión se había pasado de perspicaz al «traducir» el lenguaje de aquella mujer.

Un caso parecido, aunque ahora el equívoco bienintencionado surgió entre médico y enfermera, es el siguiente.

El médico observa una radiografía del tórax de un paciente y en ella una alarmante imagen redondeada, quizá un tumor, que conviene estudiar más detalladamente con otras técnicas radiológicas. Y volviéndose a la enfermera dice en tono coloquial: «Vaya *huevo* que tiene este hombre. Señorita, pídale una tomografía». Y aquel paciente acudió unos días después a un gabinete de radiología provisto de un volante en el que la eficiente enfermera había subsanado el lenguaje soez del médico poniendo en la indicación: «Tomografía de testículo». Afortunadamente el radiólogo consideró disparatada aquella petición —una tomografía consiste en varias radiografías seriadas de una misma zona del organismo— por el riesgo que conllevaba irradiar de esa forma los genitales y tuvo el buen criterio de llamar telefónicamente al colega prescriptor para confirmarlo, con lo que se aclaró todo; los dos médicos se rieron con ganas y si la enfermera llegó a enterarse se le subirían los colores. Y, lo más importante, el enfermo se salvó de un serio peligro; además lo suyo terminó por resultar un proceso benigno del que sanó sin problemas.

Mas todo lo que les pasa a los *pichiquiatras, doctores Rino* y demás especialistas no es nada comparado con lo que nos sucede a los pediatras. Las dos anécdotas que siguen las he vivido personalmente, pero estoy seguro de que podrían suscribirlas muchos de mis compañeros de especialidad. A aquéllos sólo se les trastroca alguna letra; a nosotros se nos cambia radicalmente —y tanto, como verán en la segunda anécdota— el sentido mismo de nuestra profesión.

Llamada de teléfono, como casi siempre, a hora intempestiva.

—Dígame cuándo puedo ir a arreglarme unos callos en los pies.

—¿Cómo dice?

—Pero ¿no es usted pediatra?

—Sí, señora, pero pediatra significa médico de niños, no de pies. Usted lo que busca es un podólogo.

A punto de entrar en mi despacho en un consultorio de la Seguridad Social.

—Por favor, ¿es usted el *pederasta?*

—Huy, no, señora, ni lo permita Dios, yo sólo soy el pediatra de las cinco.

De modo que todavía hemos de consolarnos cuando nos llaman *pericultores* que debe de ser el oficio de los agricultores que en Lérida, Aragón y otras zonas de España cultivan la rica pera.

Una mujer está relatando al tocólogo sus antecedentes.

—Hasta ahora he tenido tres embarazos. En los dos primeros se me encajaron los *féretros* (fetos) y nacieron muertos, y claro, en el tercero me tuvieron que hacer la *necesaria* (cesárea).

Una de las patologías más frecuentes a partir de los treinta años de edad es la que afecta a las vértebras del cuello, llamadas por ello cervicales. Sus manifestaciones, como sabrán por propia experiencia muchos lectores, son extraordinariamente variables: desde dolor en el cuello a vértigos, mareo, ruidos en los oídos, dolor en el hombro o en el brazo, etc. Tan frecuente es este tipo de dolencia que casi forma parte de cualquier conversación y, desde luego, es de las que más y mejor se diagnostican por el amigo, el compañero de trabajo o el vecino. Pero en un alto porcentaje de casos la palabra cervicales se transforma: «Yo tengo mal las *verticales*». No sé si esta mutación se debe a que se hace una síntesis entre *vért*ebras y cerv*icales* o a que cualquiera sabe que esos huesos nos sirven, entre otras utilidades, para mantenernos en posición vertical.

Por cierto, que esto del sufrimiento de las vértebras cervicales ha promovido en los últimos años un floreciente negocio: la fabricación, publicidad y venta de almohadas propugnadas como el remedio definitivo del problema. La diversidad de marcas y los lícitos intereses comerciales desataron campañas publicitarias machaconas en todos los medios de comunicación, aportando incluso «avales científicos» en pro de su uso —del uso de ésta y no de aquélla, claro— que consiguieron convencer a un elevado número de personas de la necesidad absoluta de poseer uno de estos adminículos de la cama y en la cuestión se dejaron unos miles de duros porque nunca han sido baratas las célebres «almohadas cervicales». La mayoría reposan hoy en un altillo del armario ropero cuando sus entusiastas usuarios comprobaron que el dolor de las *verticales* persistía y que para eso quizá no valiera la pena soportar la indudable incomodidad nocturna proporcionada por la mayor parte de los modelos de estas almohadas disponibles en el mercado.

Los importantísimos progresos que ha tenido la alimentación en el último medio siglo han cambiado radicalmente pautas alimenticias seculares, pero muchas veces carenciales, y, sobre todo, permitido el acceso de la mayoría de la sociedad española a una dieta variada, rica en valores nutritivos y apetitosa, pero no siempre equilibrada. La prueba más evidente de esta mejora en la composición y la cantidad de la comida que ingerimos los españoles es que nuestros hijos son mucho más altos y fuertes que sus padres, que han quedado como conceptos prehistóricos los de «no dar la talla» o ser rechazado para el servicio militar o para otras funciones por ser «corto de talla» —y «corto de talla» era en el ejército español el que medía menos de un metro y cincuenta y seis centímetros— y que las tiendas de ropa o calzado se preocupan hoy de ofrecer a sus clientes «tallas super grandes» y jamás de lo contrario.

Hasta hace unos pocos lustros no disponíamos los médicos españoles de otras tablas para evaluar el crecimiento y desarrollo de nuestros niños y jóvenes que las procedentes de Estados Unidos o de algún país nórdico europeo; y siempre comprobábamos que nuestras mediciones quedaban por debajo de las consideradas como normales en esas tablas foráneas. Pero esto ha cambiado, en la actualidad usamos tablas realizadas sobre el estudio de miles de españoles de ambos sexos comprendidos entre los cero y los dieciocho años, y es muy satisfactorio comprobar que no sólo son perfectamente superponibles a los americanos —esos «chicarrones yanquis» que tanta envidia daban a nuestras abuelas—, sino que los superan en algunos tramos. La buena alimentación ha contribuido a este progreso, junto con la mayor práctica de ejercicio físico y, desde luego, el control de muchas enfermedades infantiles que antes alteraban el medro en los periodos de la vida en que éste es más importante y acelerado.

Sobre esta cuestión quiero contar un caso paradigmático que tengo recogido en mi propio archivo de historias clínicas.

Un matrimonio español decidió adoptar un niño de Guinea Ecuatorial e hicieron todos los trámites a través de una ONG que tenía recogidas en aquel país africano a muchas criaturas al cuidado de unas beneméritas religiosas. El niño, le llamaremos Juan, se había criado en esa institución desde el nacimiento y disfrutaba por eso de un trato que podemos considerar como absolutamente privilegiado con relación a los otros niños guineanos que permanecían con sus familias. Pero aun así, las condiciones alimenticias eran de una precariedad rigurosa, acorde con los escasos medios materiales de que disponían las monjas del asilo. La dieta básica y casi exclusiva era a base de plátanos, papayas y otras frutas tropicales que aportan en esas regiones un mínimo de calorías y las proteínas básicas para la supervivencia. Los días de fiesta religiosa —que afortunadamente eran numerosos en aquel ambiente— las cuidadoras obtenían un poco de arroz con algunas verduras que completaba como un banquete la dieta diaria.

Cuando el niño fue traído por primera vez a mi consulta su estado general era desastroso. Además de la desnutrición padecía paludismo —enfermedad endémica en África que afecta a más de la mitad de la población indígena— y su cuerpecillo era un auténtico hervidero de parásitos. Los nuevos padres me dijeron que el niño pertenecía a la etnia *bubi,* caracterizada por su baja estatura, a poca distancia de los *pigmeos* de otras zonas de África, por lo que su talla, les habían asegurado, sería siempre muy corta. Eso lo pude comprobar en cuanto trasladé la medida de mi paciente a las tablas españolas de las que antes he hablado: estaba muy por debajo del mínimo reconocido para su edad, cinco años. Había que ponerse de inmediato a solucionar los problemas más serios y asumir como una tara racial inevitable la baja estatura del chiquillo.

Los padres se desvivieron hasta extremos heroicos en el cuidado de su hijo y entre todos pudimos resolver con éxito las múltiples enfermedades que le aquejaban. Simultáneamente Juan recibió una alimentación correcta, que hubo que iniciar como si de un bebé se tratara, pues su aparato digestivo no toleraba cambios bruscos de la dieta restrictiva tan largamente mantenida. Todo empezó a ir bien y el niño se desarrollaba con normalidad: era maravilloso ver día a día cómo se iba adaptando a su nuevo estilo de vida, en el que le fueron extrañas al principio cosas tan sencillas como la ropa, unos zapatos que nunca había conocido, los juguetes y, sobre todo, el trato familiar, con un padre, una madre y un amplio cortejo de cariñosos parientes. Sin embargo, y no nos alarmaba sabiendo su antecedente étnico, la talla continuaba estando llamativamente por debajo de los valores mínimos en nuestro medio.

Pero al cabo de los dos primeros años de su vida entre nosotros, esa talla comenzó a describir una línea de acusada pendiente en ascenso, cruzó los mínimos y terminó por estabilizarse en valores cercanos a la media de los niños españoles. Recuerdo que un colega que visitó a Juan con motivo de una consulta de especialista me preguntó sobre el sistema utilizado para obtener ese espectacular crecimiento.

—Habrás utilizado hormonas, claro.

—Nada de eso —le dije—. Desengáñate, lo de que hay etnias bajitas es sólo una verdad menos que a medias. Lo que les falta son bocadillos de chorizo.

Lo que me interesa destacar es la importancia capital de una buena alimentación en el mejoramiento de nuestra población. Pero esos cambios drásticos en los hábitos dietéticos seculares han traído tras de sí otra serie de complicaciones. Son las secuelas precisamente del extremo contrario en el que se encuentra la sociedad actual: la sobrealimentación, el comer más de lo que el organismo puede y debe asimilar, el ingerir alimentos que sobre su valor nutritivo, a veces tampoco correcto, nos proporcionan un exceso de sustancias potencialmente nocivas para la salud. ¿Quién no conoce hoy términos como colesterol, ácido úrico, triglicéridos, arterioesclerosis, etc?

Por otra parte, la sociedad moderna ha entronizado como uno de sus nuevos becerros de oro la cultura del propio cuerpo, la salud a toda costa y esos horribles términos de «puesta a punto» como si se tratara de un automóvil o «mantenerse en forma» y que los angloparlantes —y muchos de nuestros compatriotas por bobalicona imitación— denominan, que es peor, *fitness*. Y quien desea tener su organismo como un perfecto engranaje se somete regularmente a la ITV de un chequeo o, por lo menos, de unos análisis en búsqueda de esos ominosos signos de que alguna pieza no va bien.

—Vengo a que me haga unos análisis de colesterol, del *bueno* y del *malo,* que ya sé que hay de los dos tipos. Y también me pide el ácido *único.*

—Pero ¿le pasa a usted algo?, ¿se nota alguna cosa?

—No, yo estoy como un roble, pero el año pasado nos hicieron en la empresa un chequeo y tenía un poco alto el ácido *único.* Y a un conocido mío, que tampoco se notaba nada, *le han sacado* que tiene alto el colesterol *malo.*

—Pero tenga usted en cuenta —intenta defenderse el médico— que un análisis así, a palo seco, sin saber lo que se busca y para qué, no sirve de nada.

—Bueno, pero luego vienen los disgustos y si *lo que tengo* se puede corregir ahora, pues mejor que más tarde.

Otras veces la situación es todavía más cómica.

—Estoy muy asustado, doctor, porque en la farmacia me han dicho que tengo la tensión *arterial.*

Otro ejemplo:

—Yo creo, doctor, que me tendría que mandar hacer un *escarnio* (escáner) de la cabeza y del pecho. A mi cuñada se lo han hecho y dice que con eso se ve muy bien si hay alguna enfermedad.

—Por favor, yo nunca le haría a usted ningún *escarnio*. Tranquilícese y cuénteme lo que le pasa a usted, no a su cuñada.

También es digno de mención, como correlato de lo que vengo diciendo, el alto número de lesiones provocadoras de una baja laboral ocasionadas por ese afán desmesurado de mantenimiento de una *forma* que en modo alguno se puede conservar cuando no se ha tenido previamente. Los fines de semana se dedican religiosamente a practicar alguna actividad física deportiva que, a juicio de cada individuo o de su personal grupo de asesores, le hagan *eliminar las toxinas del resto de la semana* y adquirir un estado corporal envidiable. Aquí todos quieren tener un *cuerpo danone* no sólo por fuera sino también por los adentros y eso, según se ve, hay que sudarlo. Tenis, bicicleta, carrera pedestre por vía urbana o campo a través, tablas de gimnasia violenta con o sin acompañamiento musical y monitor televisivo; cualquier deporte vale, y hoy los deportistas de elite son el dechado de muchos conciudadanos que gastan sus horas de ocio en emularlos. Y así pasa lo que pasa.

El lunes duelen todas las articulaciones, los músculos se han convertido en acericos y el viejo lumbago no sólo se ha resistido a desaparecer, sino que parece tomar nuevos bríos el muy canalla. El resultado es que se tiene cuerpo de cualquier cosa menos de ir a trabajar. Los médicos de la Seguridad Social, sus servicios de inspección y los de medicina de empresa podrán atestiguar cuántas ausencias laborales de lunes, inapelables desde un punto de vista estrictamente médico —el paciente está realmente hecho unos zorros— se deben a esos excesos finisemanales. Y eso cuando la cosa no pasa a mayores y la fatiga deja su lugar a las lesiones físicas como esguinces o fracturas de algún hueso.

Una edad especialmente mala y proclive a este tipo de afecciones es la cincuentena, tanto para hombres como para mujeres. A esas alturas de la vida suele invadir al sujeto una especie de sarampión de *rejuvenecimiento,* un ansia desaforada de volver a ser como se era un puñado de años atrás y, casi siempre, de «recuperar el tiempo perdido», un imposible metafísico que sólo la imaginación literaria de Marcel Proust pudo llevar a cabo. En esa fase se está dispuesto a cualquier cosa para negar la evidencia que la naturaleza nos pone cada mañana delante en el espejo del lavabo. Y en ese proyecto de cambio desempeña un papel muy importante, junto con la frecuente modificación de los hábitos de vestuario que muchas veces lleva a extremos ridículos, la práctica de actividades físicas antes abandonadas o nunca ejercitadas. El número de cincuentones de ambos sexos que se rompen un brazo o una pierna esquiando por primera vez en su vida, u otro hueso cualquiera al montar el domingo en bicicleta de montaña, o se provocan una hernia de disco intervertebral haciendo posturas en un partido de tenis, es uno de los más significativos parámetros de esa erupción del ánimo al que, por cierto, no suelen referirse los apologistas de tales actividades a destiempo.

Las curiosas interpretaciones del vocabulario no se terminarían nunca de contar.

—Doctor, por fin, ¿cuándo me van a hacer la *autopsia?*

—Querrá usted decir la biopsia.

—¡Ah, bueno, pues eso, la biopsia!

—Es que no es lo mismo.

—Al niño le han encontrado en un *analís* que tiene *velocidad en la sangre*. Pero es lo que yo le decía al de cabecera: ¿cómo no va a tener velocidad si no para ni un momento quieto?

—A un pariente mío que padecía del corazón le han tenido que operar para ponerle en el pecho un *pasacalles* (marcapasos).

—Fulano está muy grave, me han dicho que tiene *pelucas* (melenas: heces negras por contener sangre que en medicina se denominan con ese término derivado de la palabra griega *melano,* negro).

—Yo padezco *diabetis* (diabetes)—. Este error es tan frecuente que debería sentirse orgulloso don Manuel Ruiz de Lopera, presidente del Real Betis Balompié, por la gran cantidad de seguidores *dia-béticos* que tiene su equipo en todos los rincones de España.

—Tengo mal aliento porque padezco de *pedorrea* (piorrea).

—Me van a operar de *emíngalas* (amígdalas) ...de *pildoro* (píloro) ...de *almorroides* (hemorroides) que me hacen ver las estrellas cuando *salgo del cuerpo.*

—Quiero que me vea un bulto que me ha salido en los *tentáculos* o en un *vestíbulo* (testículos en ambos casos).

—El niño nació con *agua en el vestíbulo* (líquido en un testículo, lo que los médicos denominan hidrocele).

—Doctor, tengo una erupción en los *gitanales.*

—Querrá decir en los genitales.

—Ah, pues yo creía que ustedes los llamaban así porque como son oscuros y con el pelo rizado...

Esta última anécdota abre el camino a un apartado singular en esta selección, obligadamente limitada, que estoy haciendo de disparates verbales. Me refiero a los términos utilizados para mencionar los órganos genitales sin tener que nombrarlos explícitamente. Podrían considerarse eufemismos y, como tantas veces sucede con éstos, su uso obedece a una natural timidez, o a la pacatería del individuo. Demuestran, eso sí, una brillante imaginación, una capacidad asombrosa para retorcer el lenguaje hasta el punto de decir palabras que a simple vista no tienen absolutamente nada que ver con el objeto nombrado. Pero quizá lo más singular de la cuestión esté en que, a pesar de todo, muchos de esos términos son entendidos, o sobreentendidos habría que decir, por casi cualquier oyente y, desde luego, por el médico con un mínimo de experiencia a sus espaldas.

Contribuyen a este relativamente fácil entendimiento los signos de la denominada «comunicación no verbal» que simultáneamente nos proporciona el interlocutor. Sonrisas conejiles; miradas furtivas a la entrepierna propia... o a la del médico; levantamiento de cejas; leves ademanes de sacudir la cabeza a un lado; o el más universal signo de compadreo, de compartir con el otro un secreto: guiñando un ojo con rapidez.

Los peculiares «sinónimos» de los genitales son muchas veces un florilegio de disparates, la mayoría con más o menos gracia, otras sin ninguna, que darían para varias páginas en un diccionario si se aceptaran académicamente, algo que, por supuesto, no sucederá nunca. Estoy seguro de que en la memoria y en las notas a vuelapluma de cualquier médico forman el más numeroso capítulo. Incluso conozco quien los colecciona como si fueran sellos, mariposas raras o monedas singulares. En estas páginas no pueden incluirse todos por su casi inabarcable cantidad y porque su simple enumeración lo haría aburrido. De modo que sólo espigaré unos cuantos con indicación del sexo al que hacen referencia. Por lo general, es el paciente quien utiliza la palabra para indicar sus propios genitales, pero también puede ser el acompañante o el familiar el que asuma la «desagradable tarea» de mencionar la parte enferma del otro.

—Masculinos: *caño de la orina, el miembro, el grifo, el tubito, el pajarito.*

—Femeninos: *la boca del cuerpo, el tesoro, el tesorito* (en las niñas), *la hucha, la peseta, la almejita, el chichi.*

—Masculinos o femeninos indistintamente: *el empeine, la entrepierna, los bajos, los órganos, las partes, el asunto, la cosa, lo mío, lo de ahí, las vergüenzas, el bien, la joya, el sitio del gusto.*

La exploración

Es el paso siguiente a la realización de la historia que he venido comentando hasta ahora. Una vez que el médico ha escuchado de labios del paciente el relato de sus síntomas se dispone a constatar en lo posible esos datos explorando el cuerpo del enfermo y a obtener otros sobre el estado de ese organismo y su funcionamiento. Para esta labor dispone de sus cinco sentidos y de unos medios técnicos auxiliares que podríamos denominar manuales: el fonendoscopio, el esfigmomanómetro o aparato de medir la tensión arterial, el martillo de reflejos, el otoscopio, el oftalmoscopio y, en el caso del médico generalista, poco más. Además de los ya mencionados, también puede utilizar los llamados métodos complementarios: análisis, radiología convencional o con las técnicas más sofisticadas, el estudio microscópico de muestras obtenidas por biopsia, etc.

Acabo de mencionar los cinco sentidos del médico como su instrumental más importante, y debo hacer un apunte aclaratorio para decirle al lector que eso de los cinco sentidos no se toma aquí como una expresión adverbial, sino que refleja la realidad.

El médico utiliza, eso parece evidente a cualquiera, la vista, el oído, el olfato y el tacto. Pero también pueden utilizar —o lo hicieron durante muchos siglos— el sentido del gusto. Hoy estamos acostumbrados a llevar al laboratorio de análisis clínicos un pequeño recipiente con unas gotas de orina que introducidas en los oportunos instrumentos darán unos resultados que luego el médico estudiará con atención. Mas este tipo de análisis es de relativa reciente implantación en la práctica médica, al menos si lo consideramos en parangón con la milenaria historia de la medicina. Durante siglos, el médico tenía que aplicar al estudio de la orina de sus pacientes otros métodos más «naturales». Entre éstos se contaba el de saborearla, algo que, además, era de gran utilidad. Vamos a ver un ejemplo.

La palabra *diabetes* es de origen griego y significa *mucha orina*. Los médicos de antaño cataban la orina excesiva de algunos de sus pacientes y notaban que en ocasiones tenía un sabor dulce, como de miel, y llamaron a aquella enfermedad *diabetes mellitus;* cientos de años más tarde se supo que la causa de esta enfermedad es un defecto en el metabolismo de la glucosa por falta de insulina y que, efectivamente, uno de sus síntomas más precoces consiste en la eliminación de gran cantidad de azúcar a través de la orina que adquiere, pues, un gusto dulzón. En otras ocasiones la orina no sabía a nada, era como agua, y hablaron entonces de *diabetes insípida,* una rara enfermedad que hoy sabemos que está ocasionada por la falta de la hormona que retiene el agua en el organismo, por lo que ésta se pierde con la orina. Como se ve, aquellos médicos podían no saber el origen exacto de muchas enfermedades, ni su tratamiento correcto, que sólo conocemos ahora, pero desde luego eran capaces de hacer ajustados diagnósticos con sus muy escasos recursos.

Este uso del sentido del gusto, hoy desterrado de la práctica médica, pero siempre presente en la memoria de nuestra ciencia, ha servido para elaborar un cuentecillo que enseguida se divulga entre los jóvenes que comienzan sus estudios de medicina.

El profesor va recorriendo las salas del hospital rodeado por un grupo de alumnos recién integrados en el equipo de prácticas. Una de las frases que más le gusta repetir al profesor es la de que «para ser un buen médico hace falta tener mucho ojo y mucho estómago». Llegados a la cabecera de un paciente que mira la escena entre asombrado y temeroso, el profesor repite una vez más su frase favorita mientras coge un orinal con su correspondiente contenido líquido. A continuación mete el dedo en la orina y se lo lleva seguidamente a la boca paladeando como un catador de vinos. Luego se dirige al corro de alumnos y les invita a que, uno a uno, vayan haciendo lo mismo y le den su opinión. Todos menos uno rechazan asqueados la sugerencia, y el profesor les dice: «Ustedes no valen para médicos porque les falta estómago». El alumno restante, que ve allí su gran oportunidad de destacar ante el maestro, los compañeros e incluso el enfermo, hace de tripas corazón introduce su dedo y lo chupa sin poder reprimir una terrible sensación de asco. El muchacho cree que ha triunfado, pero tiene que escuchar del profesor otra sentencia descalificadora: «Usted, caballero, tampoco sirve para médico; tiene estómago, pero le falta ojo; si lo tuviera se habría dado cuenta de que yo metí el dedo corazón, pero me chupé el índice».

Sin duda, el momento de la exploración es el más desagradable para los enfermos en el acto completo de la consulta médica. Muchos lo prevén como doloroso, cuando no tiene por qué serlo; en la mayoría de las ocasiones se trata de confirmar la localización de un lugar ya doloroso de por sí. Es verídica la historia, aunque se haya transformado en chascarrillo que se cuenta como chiste en cualquier ambiente, de aquel paciente que, tumbado ya en la camilla, cuando el médico se aproxima para comenzar la exploración, le agarra *la entrepierna* a la vez que le dice: «¿No vamos a *hacernos* daño, verdad, doctor?»

Ciertamente hay exploraciones que son más molestas que otras, eso debemos reconocerlo, pero que en ocasiones son absolutamente necesarias. El caso más claro lo constituye el *tacto rectal*. Consiste, como seguramente sabrán, en que el médico debe introducir un dedo —enguantado y lubricado con vaselina, eso sí— por el ano del paciente. Se utiliza para explorar el tramo final del aparato digestivo y también a su través, mediante el sentido exclusivo del tacto, otros órganos situados en las proximidades anatómicas de esa zona, y de manera muy especial la próstata de los varones; ninguna técnica moderna de exploración prostática ha podido sustituir por completo al tacto rectal, que sigue siendo una maniobra decisiva en el diagnóstico de las enfermedades que afectan a esa extraña y pequeña glándula varonil.

A la violencia del procedimiento se une la de la postura que tiene que adoptar el paciente para su realización: tumbado en la que se llama técnicamente «posición genupectoral o de la oración mahometana», es decir, boca abajo, con las rodillas y los codos apoyados en el plano de la camilla y con el trasero levantado. Muchos hombres se resisten a esta exploración y el médico debe dedicar un tiempo a convencerles de su necesidad; otros llegan a la consulta del especialista —generalmente el urólogo— ya advertidos de antemano de lo que les espera y se arman de filosofía; algunos, por fin, se someten a ello con un gesto de suprema resignación de su dignidad en aras de la salud. En algunos países, como Estados Unidos, la exploración de la próstata mediante tacto rectal se ha establecido como una práctica rutinaria y regular a todos los hombres mayores de cuarenta y cinco años; se trata de un control como el ginecológico periódico de las mujeres a partir de una cierta edad, que se ha demostrado muy útil para el diagnóstico precoz del cáncer de próstata, una de las causas frecuentes de muerte en el varón. Es de suponer que los hombres americanos acudan a sus revisiones urológicas programadas sin demasiada reticencia, como aquí y en todas partes lo hacen las mujeres al ginecólogo, con la mayor naturalidad.

El médico, asistido por dos de sus ayudantes y la enfermera, se dispone a realizar un tacto rectal a un paciente de avanzada edad; su esposa, también mayor, le acompaña. El hombre ha sido colocado sobre una camilla, recubierta por una limpia sábana verde, en la posición ya conocida, y está muy nervioso, le tiembla todo el cuerpo y no puede apenas permanecer quieto como le indican los doctores. El médico que lleva la operación no deja de dirigirle palabras tranquilizadoras y de asegurarle que aquello va a ser muy breve. Cuando introduce el dedo con la máxima delicadeza que la cuestión permite, el paciente se revuelve violentamente y de pronto exclama:

—¡Ay, que me corro, que me corro!

Los tres médicos se miran conteniendo una carcajada; la pobre mujer no sabe dónde esconderse y le gustaría que en ese momento se la tragase la tierra o el suelo de la consulta.

—¡Que me corro, que me corro! —grita cada vez más insistentemente y cada vez más alto el hombre.

De pronto alguien se dio cuenta de lo que estaba sucediendo en realidad, pero no tuvo tiempo de remediarlo. El paciente anunciaba con desesperación... que se estaba *escurriendo* en la camilla por la difícil y forzada postura y por su propia agitación nerviosa. Y la escena terminó con el enfermo en el suelo, su esposa brincando de la silla para cogerlo y los médicos, esos sí, *corridos* de vergüenza.

Otros pacientes rehúyen y temen el momento de la exploración no por miedo al dolor, o no sólo por esto. Lo hacen por el reparo que casi todo el mundo siente, en mayor o menor medida, a despojarse de la ropa delante de extraños, y el médico y sus auxiliares lo son por mucha confianza que se tenga en ellos. Nuestra cultura actual promueve en muchos ámbitos de la vida un cierto, o despendolado, según, desnudismo: los desfiles de moda, las costumbres veraniegas en playas y piscinas con el *topless* o el despelote total como estrella, las imágenes cinematográficas «exigidas por el guión», etc.

Parecería que la gente se desprende hoy de la ropa más íntima con absoluta despreocupación, pero esto no es así; no pasa de ser una forma más de esa «doble verdad» que vicia la normal desenvoltura mental de nuestra sociedad en todo occidente, pero muy particularmente en España. Todos aplauden las *domingas* y los *antifonarios* al aire en los desfiles de alta costura, los ponderan como un avance en las costumbres vestuarias, pero no creo que casi nadie se ponga semejantes diseños para salir de casa ni para recibir visitas en ella. La mujer que unas horas antes se ha paseado por la arena de la playa con un brevísimo y provocador bikini, será la misma que luego en la terraza de un bar se preocupe de que la falda le deje al descubierto una superficie menor que la que enseñó junto al mar. Allí, cien mil ojos fijos en su paseo playero no tienen importancia; aquí, la mirada indiscreta de algún hombre puede terminar en escándalo. Todo un subterfugio mental sobre el valor del propio cuerpo que daría mucho que pensar y hablar a los psiquiatras y a los sociólogos.

Efectivamente, son las mujeres, con su innegable proceso de igualación entre los sexos, que es una de las características más destacadas de nuestro mundo y quizá uno de los mayores y más drásticos cambios sociales, son las mujeres, digo, quienes más se escudan en el pudor y plantean mayores escrúpulos a la hora de desvestirse en la consulta del médico. Y tanto da que sean mujeres mayores, «chapadas a la antigua», que jóvenes a las que la vida moderna debería tenerlas liberadas de ese reparo.

Esto obliga al médico, a veces, a tener que hacer grandes improvisaciones o a realizar la exploración en condiciones que no son las ideales para obtener los datos que busca sobre el cuerpo de su paciente. Tiene que palpar a través de la ropa, auscultar por encima de una blusa o utilizar el fonendoscopio en posturas inverosímiles por debajo de un sujetador, pero sin que éste se desabroche siquiera; o, simplemente, fiarse de lo que la mujer afirma cuando el lugar enfermo está entre los de mayor intimidad. Claro que todo esto tiene que obviarse de alguna manera en la exploración ginecológica, pero de eso hablaremos más tarde.

Como dice la sabiduría popular que no hay mal que por bien no venga, fue precisamente ese pudor femenino, compartido y respetado por el médico, el promotor de que se llegara en la historia de la medicina a un progreso magnífico, sensacional: el invento del fonendoscopio. Juzguen ustedes cómo, una vez más, cuando la necesidad aprieta es cuando la imaginación humana obtiene algunos de sus mayores éxitos.

Hasta el siglo XIX, los métodos de que disponían los médicos para conocer el estado de los pacientes eran muy limitados. Estaba, sobre todo, lo que los ojos permitían ver y luego lo que se alcanzaba a tocar con los dedos a través de la piel. Corvisart, médico de Napoleón, comenzó a escuchar los latidos cardiacos y algunos ruidos torácicos colocando directamente el oído sobre el pecho del enfermo en lo que se denominó *auscultación inmediata,* puesto que nada se interponía entre el oído y el pecho.

Durante los años del imperio napoleónico, trabajaba en los hospitales de París el doctor Teófilo Laennec, dedicado simultáneamente a la labor asistencial y a desarrollar estudios anatómicos que por sí solos ya le hubieran permitido estar entre los más destacados innovadores de la ciencia médica. Laennec se lamentaba, como todos sus colegas, de que en la cabecera de un paciente estaba prácticamente desarmado y sus ojos, tan experimentados, no podían atravesar la superficie de los cuerpos. «Lo más importante para un médico —decía— es ver, pero quisiera ver lo que se oculta en el interior del pecho y no sólo intuirlo.»

Una mañana lluviosa fue requerido por un caballero parisiense para atender a su esposa que yacía en cama aquejada de intensa fatiga y tos. En la habitación de la enferma, una joven señora muy guapa y bastante rellenita, se encontraban el marido y la madre de la enferma. Laennec procedió a explorar a la mujer con todos los medios a su alcance ante la atenta y preocupada mirada de los asistentes y con los angustiados ojos de la enferma también fijos en él. El decoro debido a la mujer le aconsejó renunciar a la auscultación por no colocar su rostro sobre el pecho desnudo. El médico extrajo de su maletín una libreta y comenzó a garabatear la prescripción de unos medicamentos.

En ese instante, como en un fogonazo, una imagen infantil le vino al pensamiento. Él había visto, y lo había practicado en su niñez, cómo los chiquillos hacían unos largos canutos de papel y a través de ellos se hablaban en voz baja unos a otros escuchándose perfectamente. Tomó la libreta que tenía sobre la mesa, la enrolló y, en medio de la sorpresa de las tres personas que presenciaban tan excéntrica actitud, aplicó un extremo al pecho de la enferma y su propio oído al otro. Él mismo sufrió un sobresalto: oía claros y fuertes los latidos de aquel corazón y otros varios sonidos que, sin duda, correspondían a los pulmones. La nitidez de la audición era incomparablemente mayor que la que podía haber logrado con el método de Corvisart. Presa de una gran emoción se levantó, dio unas breves explicaciones a la familia, prometió volver al día siguiente para completar su diagnóstico y salió corriendo a la calle.

Sin regresar a su domicilio, buscó el taller de un carpintero y le encargó la construcción urgente de un instrumento que había ido imaginando durante el trayecto desde la casa de la joven enferma. Era un cilindro hueco de madera en cuyos dos extremos se acoplaban unos pequeños embudos: el primer *estetoscopio* de la historia. Con ese instrumento en el maletín volvió a visitar a la paciente y pudo comprobar que aún mejoraba la calidad de audición y que era capaz de percibir nuevos sonidos y más detalles que los que escuchó el día anterior.

Laennec expuso su descubrimiento a sus colaboradores del hospital y muy pronto todos se aplicaban a explorar con él a los pacientes. Efectivamente, se había descubierto que en el interior del cuerpo se producen multitud de sonidos que debían estar directamente relacionados con el funcionamiento de los órganos y, lo que era más importante, con las alteraciones de ese funcionamiento que condicionaban la aparición de las enfermedades.

De este modo, el pudor a la desnudez y al contacto físico del médico con ésta permitió inventar el método exploratorio más utilizado desde entonces, hasta el punto de que la imagen del médico no parece estar completa sin el fonendoscopio al cuello o asomando por alguno de los bolsillos.

En ocasiones, el médico, mientras ausculta, solicita al paciente que haga determinados movimientos que favorecen la transmisión del sonido. Uno de los que más curiosidad despierta es el de pronunciar el número, aparentemente cabalístico, de *treinta y tres*. ¿Por qué treinta y tres y no cincuenta y siete o ciento veintidós? La cosa no tiene nada de misteriosa numerología. Sencillamente se trata de que el paciente pronuncie palabras que contengan sonidos resonantes como nuestra letra erre; se escogió, nadie sabe por qué, quizá por su brevedad, el treinta y tres como se podía haber elegido «carros y carretas» o «el perro de san Roque no tiene rabo porque Ramón Ramírez se lo ha cortado».

Cuando empecé a ejercer mi carrera lo hice pocos días después de haber aprobado la última asignatura e inscribirme como flamante médico en el Colegio Profesional. Me estrené en un consultorio de una barriada periférica madrileña, teniendo que atender yo solo a los numerosos pacientes que aparecían por allí a lo largo de la jornada. Como es natural, yo estaba nerviosísimo y había comprendido ya que eso de acabar una carrera no es garantía de soltura a la hora de tratar con los enfermos. Con uno de aquellos pacientes estaba, efectivamente, tan nervioso que al auscultarlo se me olvidó ponerme el fonendoscopio en los oídos e iba colocando el otro extremo sobre su espalda y pecho sin escuchar absolutamente nada; en un momento determinado, con el enfermo mirándome a la cara, me di cuenta de mi espantoso error como también lo hizo el propio paciente. La situación era de lo más embarazosa para ambos, pero sobre todo, claro está, para mí. Había que echar mano de la improvisación y del ingenio que debemos pedir a Dios que no nos falte nunca. Con la mayor seriedad, y echándole cara dura al asunto, me coloqué correctamente el fonendoscopio y le dije a aquel hombre: «Bueno, ahora que ya se ha tranquilizado *usted* voy a auscultarlo de verdad; ¿ve cómo no pasa nada?».

Un caso muy similar le sucedió a una compañera que también estaba aquejada del mismo nerviosismo de los primeros días. Auscultaba a un niño sin colocarse el fonendo cuando la madre la interpeló:

—Pero *eso* ¿no se pone en las orejas?

—No siempre, señora, no siempre —y continuó su «exploración» como si tal cosa.

Pero estábamos hablando del pudor de los pacientes ante la orden médica de que se quiten la ropa. Nos hemos desviado hacia la historia de la auscultación, que no está mal y venía al pelo, pero hay que volver al orden del relato.

No crean ustedes que ese pudor existe siempre aunque sea, como ya he dicho, generalizado. No faltan el enfermo o la enferma que a la más mínima indicación, y a veces hasta sin ella, desde que entran por la puerta de la consulta y empiezan a relatar su dolencia, no tienen el menor empacho en quedarse en cueros vivos, mucho más de lo que sería necesario en esa ocasión para permitir una exploración correcta. A mí siempre me han parecido una suerte de exhibicionistas que encuentran en la consulta médica la oportunidad pintiparada para su vocación e incluso a veces he llegado a dudar de la realidad de sus enfermedades y de si no vienen al médico por el solo gusto de quedarse *in puribus* delante de alguien. Ya ven ustedes que, como con gran sabiduría sentenció el viejo torero, «hay gente *pa tó*».

Sin embargo, no es esta actitud la corriente, ni mucho menos. Una peculiaridad sumamente curiosa y cuyo estudio brindo a los psicólogos, como tantos otros de los que les voy contando a ustedes en este libro, es la de la prenda de ropa que cada sujeto considera el límite de la decencia, el decoro o el pudor. Una frontera clarísimamente establecida por ciertos individuos para quienes trasponerla supone una extremada violencia de su intimidad y que sólo transigen en hacerlo cuando el médico ha prodigado con ellos palabras de sosiego junto con una actitud autoritaria sobre la inexcusable necesidad de proceder al examen clínico.

Para la mujer esa linde entre lo tolerable y lo únicamente exigible bajo amenaza o peligro inminente para la salud suele estar en las prendas llamadas de ropa interior: el sujetador, la faja cuando la llevan, la braga; pero también y muy a menudo las medias y, ¡oh sorpresa de estirpe freudiana!, los zapatos. Sí; para muchas mujeres el descalzarse y enseñar el pie desnudo es uno de los actos más procaces. Y para entenderlo no hay que recurrir a interpretaciones fetichistas; basta con acudir a la siempre aclaradora sabiduría del doctor Gregorio Marañón para descubrir cómo el pie es en todas las culturas que han existido una de las partes del cuerpo con más carga erótica y de ahí que el calzado haya sido, y siga siéndolo, en las mujeres uno de los detalles del vestuario más cuidado y en el que más diferencias se han marcado entre uno y otro sexo. Claro que esta constante histórica que supo descubrir Marañón parece haberse roto, como tantas otras, en nuestra juventud, que parece decidida a elegir para su calzado de todas horas una moda ambigua de zapatillas deportivas o de grandes zapatones como botas militares.

En el hombre la prenda crítica son siempre los pantalones. El bajarse los pantalones, acción que ha adquirido valor adverbial como sinónimo de cobardía o de abandono de la propia dignidad, es para un hombre el supremo acto de resignación ante el médico. Curiosamente, luego no le suele importar en absoluto desprenderse de la siguiente prenda, el calzoncillo, lo que hubiese parecido más lógico, puesto que éste vela la auténtica intimidad varonil. Pues no, una vez sin pantalones al hombre ya le da todo igual. Por cierto, que en el hombre no existe la vinculación del calzado con la vergüenza sexual que mencionaba en el caso de la mujer. En cambio, los varones que la usan —cada vez menos y casi todos pertenecientes al ámbito rural o ciudadano, pero con ese origen inmediato— no se desprenderán sino muy a la fuerza de la boina; para algunos viejecillos, el permanecer con la boina puesta, aunque sea con el resto del cuerpo desnudo, es el último asidero a una dignidad que por causa mayor y por breves momentos deben abatir ante el médico.

El acto de la exploración proporciona otras sorpresas. Son las más habituales las relacionadas con la higiene, pues ya se comprende que al desnudarse queda al aire la limpieza o su falta. Con la cuestión de la higiene, y no sólo la corporal, sucede algo curioso. Viendo la extraordinaria proliferación de anuncios dedicados a productos de limpieza, de higiene y de perfumería, no sabe uno si concluir que estamos en un país pulquérrimo por el gran consumo que se debe de hacer de esos productos o, por el contrario, en una nación de guarros que necesita esa infinita batería de limpiadores y aromas artificiales. Mucho gel de baño, mucho champú de esos que obligan a las modelos publicitarias de sus «spots» a sacudir la cabeza como posesas para demostrar su efecto, mucho desodorante íntimo o de los otros, mucho perfume arrobador de los sentidos; pero luego en los transportes públicos, en algunas oficinas y hasta en no pocos hogares huele y no precisamente a rosas y algalia como decía don Quijote en la aventura de los batanes.

Los médicos sabemos muy bien la menguada higiene corporal que se usa entre nuestros compatriotas de ambos sexos porque la solemos padecer en nuestra vista, olfato y hasta en el tacto.

Un ATS que trabajó a mi lado durante muchos años como «practicante» en un consultorio de la Seguridad Social me contaba que era frecuente que al ir a poner una inyección intramuscular quedase en la nalga del paciente una señal blanca en el sitio por donde había pasado el algodón impregnado en alcohol para la desinfección de la zona. Este hombre podría decir algo así como que «el algodón no engaña».

El mismo ATS me relató en varias ocasiones haber sufrido un vahído que casi da con él en el suelo cuando a algunas mujeres les pedía que se aflojaran un poco la faja para proceder a inyectarlas. «Tú no sabes la peste que subía hasta mis narices cuando esa mujer se holgaba la faja un momento y luego la volvía a soltar.»

Los pies son quizá la parte del cuerpo que acumula más suciedad o donde ésta es más visible y «cantarina». Por eso las anécdotas sobre pies sucios son numerosas en cualquier consulta. Sólo voy a referir dos de las más significativas y también de las más frecuentes.

El paciente se descalza, se despoja de los calcetines o de las medias que ya son por sí mismos un escándalo de guarrería, y muestra unos pies no sucios, sino con verdadera roña adherida a cada centímetro de piel y unas uñas negras hasta no poder más. Se da cuenta del gesto de repugnancia que se le trasluce al médico y entonces improvisa una excusa, casi siempre la misma.

—Perdone, doctor, pero como estoy muy ocupado —o no tengo agua corriente o lo que sea— no me pude lavar los pies *ayer.*

Es decir, que pretende hacer pasar toda aquella mugre por el fruto de un día de descuido. Si el médico no tiene ganas de entrar en polémica, se calla, contiene la respiración cuanto le es posible y tras la exploración, somerísima, corre apresuradamente a lavarse hasta los codos. Pero si el asunto le coge en un día caliente puede responder:

—Ni ayer, ni hace un mes, ni desde que tiene usted uso de razón.

Un paciente acude a la consulta porque le aqueja un dolor en el pie derecho. El médico le pide que lo descubra y así lo hace apareciendo una extremidad en aceptables e incluso impecables condiciones de higiene. En ese momento el médico dice que necesita comparar ambos pies y que haga el favor de descalzarse el izquierdo. Y entonces al enfermo un color se le viene y otro se le va de la cara; duda, retrae las dos piernas, se agita incómodo en la silla y termina por balbucear: es que el otro no lo traía *preparado*.

O sea, que sólo se ha lavado uno para la ocasión porque doliéndole el derecho, a quién se le puede ocurrir que el doctor iba a querer ver también el izquierdo. A estos médicos no hay quien los entienda.

Otras partes del cuerpo, sin alcanzar a los pies en su puesto destacado como acumuladores de porquería, no dejan de dar sorpresas por su deplorable estado higiénico. Como es el caso de esos pacientes a quienes el fonendoscopio se les queda adherido al pecho, sin necesidad de que nadie lo sujete, por tener la piel pegajosa de sudor reconcentrado. O los sobacos, que no es que no hayan conocido el desodorante sino que ya no recuerdan el agua y el jabón.

Del pelo no digamos. Mucho anuncio de champú, pero muchas cabezas son todavía selvas enmarañadas en las que se mezclan la grasa y la caspa. En los últimos años han rebrotado las que parecían olvidadas plagas de parásitos: los piojos. Afectan sobre todo a los niños en edad escolar, pero no pocas veces desde éstos se propagan a los padres. La poca higiene en muchos niños y la proliferación de los medios de transporte escolar por la distancia entre el domicilio y el centro educativo, con el consiguiente uso múltiple de los cabezales de los asientos, son los dos factores que las autoridades sanitarias consideran como favorecedores de este auge.

Hay un punto de la anatomía que merece una atención especial. Me refiero al ombligo. Un colega tiene recogidas en su particular estadística hasta ciento treinta y cinco formas diferentes de ombligos; de muchos posee fotografías y de los otros, esquemas dibujados. Pues bien, absolutamente en

...a doble clasificación: con y sin *pelotillas*. Se ... este rincón anatómico, tan lleno de recovecos, es un lugar muy propicio para que se escondan restos que pasan inadvertidos en una limpieza «somera y de compromiso».

Mención aparte requiere, como supondrán ustedes, la higiene de los órganos genitales que el médico debe explorar obligadamente en algunas circunstancias y sobre todo, claro es, cuando su especialidad atañe directamente a esa zona.

En este caso, además, se choca a veces, aunque pueda parecer mentira, con ciertos atavismos que nos permiten afirmar que el hombre —al menos algunos hombres— no han evolucionado mucho desde las etapas más primitivas y animales de su estirpe.

En el libro de reclamaciones de un centro hospitalario se guarda como auténtica joya la que escribió un airado sujeto porque a su mujer, al ser ingresada, se le habían lavado los genitales, con lo que *le habían quitado el olor a hembra*.

Puede que la anécdota anterior —insisto en que verídica— haya sobrecogido y repugnado a más de un lector o lectora. Pero tampoco hay que exagerar en los remilgos. La ciencia moderna ha descubierto la existencia en todos los seres vivos, también en el ser humano, de unas sustancias denominadas *feromonas,* las cuales, secretadas a través de las glándulas de la piel y de algunas mucosas, sirven a esos seres para establecer determinadas relaciones entre unos individuos y otros. Se cree que intervienen en funciones tan importantes como el gregarismo de algunos insectos, en la demarcación de territorio de influencia de animales depredadores, y sobre todo, de manera fundamental, en la atracción entre los sexos, que es la base, no lo olvidemos, de la perpetuación de las especies. Esas feromonas secretadas por un individuo son captadas por los demás, principalmente a través del olfato. Y aquí volvemos a recaer en la cuestión del *olor a hembra*.

Efectivamente, todas las especies animales bisexuadas disponen de un peculiar *olor a macho* y otro *olor a hembra* definidos por algunas sustancias que se excretan a través de las glándulas sudoríparas sólo a partir de la etapa del desarrollo físico y fisiológico en que es biológicamente posible la unión fructífera entre ambos sexos; y esto no tiene ninguna relación con la mayor o menor higiene. Dicha etapa corresponde en los humanos a la pubertad. Y los chiquillos y chiquillas que llegan a esa edad comienzan a *tener olor*. Ese fenómeno olfatorio, absolutamente natural, sorprende de modo extraordinario a los jóvenes que no lo saben interpretar en su verdadero sentido, sino que lo hacen como si fuera un signo de suciedad, y entonces empieza esa desaforada carrera —que tan bien conocen los padres con hijos adolescentes— por ducharse varias veces al día: «Mi hijo, mi hija, se pasan el día duchándose; con ellos en casa no hay quien utilice el cuarto de baño».

El *olor a hembra,* el *olor a macho,* hay que insistir en ello, no son una cuestión de limpieza. No aumentan con el sudor excesivo ni con la acumulación de éste sobre la piel. Pero sí desaparecen con el lavado de la piel. Y entonces nuestra sociedad, que, como estamos comprobando, unas veces no llega y otras se pasa en cuestiones de higiene, tiene que solventar esa falta de feromonas naturales con el recurso a la cosmética. ¿Qué otra cosa son la mayor parte de los perfumes promocionados en los medios de comunicación y en toda clase de publicidad sino sustitutos artificiales de aquel atractivo sexual despertado por el olfato? Lo están confesando paladinamente las imágenes utilizadas para esa misma promoción: en más de un 80 por 100 de los casos se presentan como inductores de atracción para el sexo contrario.

El mismísimo Napoleón era de los que buscaban ese aroma natural en la mujer. En cierta ocasión, tras finalizar una campaña militar en algún rincón de Europa, envió a su esposa Josefina este lacónico mensaje:

«—Llego en tres días, no te laves.»

Pero no es este el único atavismo que puede salir a relucir cuando se trata de la higiene genital. Eso de que la mujer se lave sus partes más íntimas —luego hablaremos de los hombres— ha sido y es en muchos ambientes una práctica sólo reservada a las mujeres dedicadas a la prostitución, como una técnica higiénica y sanitaria complementaria a su dedicación y hasta como un rudimentario, pero muchas veces eficaz, método anticonceptivo en épocas en que no existían las facilidades actuales para esa misión. Durante muchos años, en España, el aparato sanitario que llamamos «bidé» era de uso exclusivo en las casas de los ricos y en las de putas, aunque en estas últimas podía ser sustituido por una palangana o por un «irrigador» con el que se extendía el lavado a mayores profundidades. Por eso no puede extrañar que muchas mujeres cuando acudían a la consulta y el médico les recomendaba que ya en su casa procediesen a lavarse el área genital como complemento de la medicación prescrita para alguna dolencia en esa zona, respondieran muy dignas, levantando el mentón y mirando con desprecio al galeno:

—¿Lavarme yo *eso?* Ni hablar, *¡ni que fuese una cualquiera!*

Hoy, afortunadamente, no suelen oírse estos comentarios y la higiene de *eso* forma parte de la carga publicitaria que hemos de soportar durante las horas de las comidas a través de la televisión.

El hombre también tiene su propio apartado cuando hablamos de higiene genital. Los órganos del varón pueden estar, y de hecho lo están muy a menudo, tan poco atendidos higiénicamente como los de la mujer. Además, ésta tiene conciencia de que, al menos periódicamente, necesita un mínimo de aseo; pero el hombre carece de tal precaución. «¿Por qué me tengo yo que lavar si no se me ensucia?» Craso error, pero muy habitual entre nuestra población varonil.

Algunas culturas, y sobre todo ciertas religiones, tienen entre sus principales costumbres y ritos el de la circuncisión. La operación consiste en cortar el repliegue de piel, *prepucio,* que recubre la extremidad del pene o *glande*. Por cierto, que esto de glande, para quien tenga curiosidad por el origen de las palabras significa «bellota» por la forma de ese punto anatómico. Pues bien, esa pequeña intervención quirúrgica —a veces obligada cuando existe *fimosis* o cierre excesivo del prepucio— favorece precisamente la higiene del varón al eliminar los repliegues cutáneos donde se acumulan secreciones y suciedad. Claro que para esa limpieza no es necesaria la circuncisión; basta con que el sujeto tenga la ocurrencia de lavarse *también* ahí.

Las religiones de estirpe semita —judía e islámica— son las que incluyen la circuncisión como un rito iniciático que podríamos asemejar al bautismo cristiano. Sabiendo que ambas tienen su origen en pueblos nómadas que se desenvolvieron durante siglos en ambientes desérticos, donde el agua era un bien escaso y por tanto la higiene una práctica poco usual, es fácil comprender que realizando la circuncisión ritualmente se podía mantener en mejores condiciones la higiene de una parte tan esencial del organismo, y más en pueblos étnicamente fundamentados en el vínculo de paternidad, por lo que la relación sexual es algo sagrado.

Durante siglos, el hecho de estar circuncidado era señal inequívoca de pertenecer a una de ambas religiones. En toda Europa, y de modo singular en la España medieval y renacentista, la forma de conocer la adscripción religiosa de un sujeto varón era la de mirarle el pene y comprobar si estaba o no *retajado,* como se decía en el lenguaje español de aquel tiempo. Sobre este asunto guarda la historia algunas anécdotas que hoy nos hacen sonreír, pero que en su momento fueron motivo de serias discusiones científicas y de no menos serias preocupaciones para los protagonistas.

Algunos de los monjes jerónimos del monasterio extremeño de Guadalupe, el más importante de España por largos siglos, fueron acusados de judaísmo y se promovió en aquel claustro un famoso proceso inquisitorial durante el que se buscó como prueba de cargo el que estuvieran circuncidados. En efecto, se encontró a varios que lo estaban y ahí se hubiera zanjado la cuestión, y nada bien para ellos por cierto, si no fuera porque en su ayuda acudieron como testigos varios médicos también monjes y también jerónimos, con lo que su testimonio habrá que tomarlo como sospechosamente parcial, pero fue aceptado sin reservas. Dichos médicos declararon que habían sido ellos los que practicaron las circuncisiones, pero no por motivo religioso, sino estrictamente por indicación médica, porque los afectados tuvieron algún problema en sus genitales que aconsejó tal maniobra quirúrgica. Hubo un monje que se extrañó ante el tribunal por aquella acusación contra él porque, según dijo —hay que imaginar que poniendo gesto de profunda inocencia— siempre se había visto así y creía que «así se nace».

Son cosas de otros tiempos. Hoy la circuncisión se practica en muchos casos sin ninguna connotación religiosa, sino sólo como norma higiénica; el caso más claro es la sociedad estadounidense, donde se circuncida un alto número de niños y de jóvenes. Es necesario repetir que tal mutilación, aunque sea pequeña, no hace sino, si acaso, facilitar una maniobra higiénica, pero que no supera la simple adquisición de hábitos de limpieza desde la infancia.

Sí es digno de mención, sin embargo, que la higiene genital del varón contribuye a evitar muchas enfermedades de transmisión sexual. Y entre las enfermedades de otro tipo que también parecen beneficiarse en su prevención se cuenta alguna forma de cáncer de útero en la mujer. En efecto, este tipo de tumor femenino —el más frecuente y mortal tras el de mama— es extraordinariamente raro, casi inexistente, en dos grupos bien definidos de mujeres: las judías y las monjas. En las segundas la castidad podría ser simplemente la explicación; pero en las judías lo es el que sus relaciones sexuales las mantengan con hombres de su religión y por tanto circuncidados. Es curioso que tal hallazgo no se destaque en la mujer musulmana, pero aquí es posible que intervengan otros factores entre los que no podemos descartar la menor observancia de los ritos religiosos por los hombres de esa religión que entre los judíos. Ahí queda, en cualquier caso, la cuestión, en apoyo no de la circuncisión, sino de la mera y elemental higiene varonil.

Para finalizar sobre lo que vengo diciendo de la exploración clínica como parte principal de la consulta médica, veamos lo que la «técnica» puede aportar cuando quien la utiliza no es el médico, sino el mismo paciente o, en este caso, sus allegados.

Un niño había sido llevado repetidas veces a la consulta porque tosía, sobre todo por las noches. El pediatra, una vez tras otra, se negaba a prescribir ningún tratamiento porque a su juicio, y tras explorar detenidamente al niño, no comprobaba que éste tuviera tos ni ningún otro signo de enfermedad. Una tarde, el médico se sorprendió de ver entrar en el despacho al padre de la criatura solo, sin niño, pero portando bajo el brazo un magnetófono. El hombre depositó sobre la mesa el aparato y, sin mediar palabra, lo puso en funcionamiento. Allí estaba grabada la tos impertinente y continua de un chiquillo. «Ahí la tiene —dijo el padre—, y usted no se lo creía; ¿qué me dice ahora?» El médico no quiso dar su brazo a torcer y contestó al enfadado padre: «Esa tos no me gusta nada; coja el magnetófono y vaya inmediatamente con él al servicio de urgencia del hospital X». En el hospital X los médicos de guardia formaron corro para atender, sobre una camilla, a aquel «enfermo electrónico».

La exploración clínica del paciente, queda dicho, es esencial para una buena práctica médica. Pero el médico muchas veces, agobiado por la sobrecarga asistencial, debe reducir las maniobras exploratorias al mínimo e incluso obviarlas dando por bueno su sentido del diagnóstico con sólo los datos referidos verbalmente —y aun éstos con brevedad— por el paciente. Sin embargo, los enfermos son los primeros que conocen la importancia de la exploración, la esperan siempre o casi siempre aun cuando sea con miedo, la echan de menos, y cuando no se les ha realizado suelen interpretarlo como una falta de interés por parte del médico hacia su enfermedad. De hecho, es la queja más frecuente hacia los médicos, aunque seguramente, y a pesar de todo, éstos han realizado bien su labor. Lo que voy a contar ahora no es más que un chiste muy conocido, pero que refleja muy bien esa quejumbre tan extendida.

Nuestro Señor Jesucristo, desde el cielo, contempla los múltiples sufrimientos de todo tipo que sacuden a los hombres y, decidido a hacer algo directo e inmediato por ellos, piensa en Su sabiduría que lo mejor es asistirles en la enfermedad. Para ello se encarna en un médico y como tal acude a una consulta en cuya sala de espera se agolpan casi un centenar de pacientes que le ven llegar y, desconociéndole, suponen que se trata de un nuevo suplente del titular. Sentado en la mesa, Cristo manda pasar al primer enfermo y éste resulta ser un inválido que entra empujando a duras penas su silla de ruedas. Nada más verlo, Cristo repite sus palabras evangélicas: «Levántate y anda, estás curado». Y, efectivamente, el hombre se incorpora de la silla y caminando con absoluta normalidad se dirige a la puerta. Al salir nuevamente a la sala de espera varias voces le interrogan: «¿Qué tal es el suplente?». Y él contesta con un soplido: «Nada, igual que el anterior y que todos: ni me ha mirado».

El diagnóstico y la receta

Diagnóstico y tratamiento son consecuencia de todo el proceso anterior de la consulta médica y deben conducir a la curación o al alivio de la enfermedad. Son el acto culminante, aquello para lo que ha servido todo lo anterior, constituyen la esperanza del enfermo y materializan la profesionalidad del médico. Son también campo fructífero de anécdotas y episodios más o menos divertidos.

La rara terminología que usamos los médicos en nuestro lenguaje es a veces difícilmente inteligible para los pacientes y así no es raro que algunos diagnósticos sufran en boca de éstos tergiversaciones. En otro lugar de este libro he mencionado varios casos de esas palabras inventadas por confusión de lo que el médico ha dicho o querido decir. A la gente le suele gustar, además, utilizar palabras que suenen muy «técnicas» porque eso suele dar más importancia a su enfermedad o a la del allegado y proporciona a quien las dice un cierto empaque de cultura, como si estuvieran en el secreto de un conocimiento reservado a unos pocos, y eso es algo que siempre presta distinción en ciertos grupos humanos.

Un padecimiento frecuente en niños recién nacidos es la laxitud de la articulación de la cadera. En su grado más severo constituye una auténtica luxación que requiere tratamiento ortopédico, pero en los casos más habituales sólo se aprecia durante la exploración del niño un ruido peculiar al movilizar los muslos. Ese ruido es como un ligero chasquido y se denomina comúnmente *clik* utilizando su onomatopeya. De modo que no es raro que un recién nacido sea diagnosticado de *clik de cadera*. Eso no debía de sonar muy científico para aquella madre que refería el diagnóstico hecho a su hijo en la maternidad.

—Mi niño tiene un *eclipse* de la cadera derecha.

En el siguiente sucedido las raras palabras pronunciadas por el médico, *gastroenteritis disenteriforme,* eran excesivas para la buena mujer que, seriamente preocupada por aquel diagnóstico, lo simplificaba a su manera cuando se lo explicó al marido que la esperaba en la puerta de la consulta:

—Me ha dicho que tengo *un gato enterito con uniforme*.

No se crean que el diagnóstico es siempre aceptado por el paciente con resignación, con alivio o con incertidumbre. En ocasiones es rechazado e incluso puede tomarse por un insulto personal. Es lo que sucede con ciertas enfermedades o defectos que el individuo considera humillantes o deshonrosos.

—¿Cómo que tengo sífilis?; ¿pero usted quién se ha creído que soy yo?

—Pues eso no lo tengo muy claro, pero lo que no admite ninguna duda es que usted padece un proceso sifilítico que, por cierto, es bastante fácil de curar.

—Pero ¿cómo voy yo a tener *eso* si nunca he tenido relaciones fuera del matrimonio? Bueno, una vez, pero hace mucho tiempo y además era conocida...

—Se asombraría usted de lo «desconocidas» que son muchas «conocidas», pero yo no entro a juzgar cómo y cuándo se ha podido contagiar. Los hechos son así, el tratamiento, le repito, fácil y breve, aunque hay una cuestión importante: sería necesario estudiar a su cónyuge porque puede estar contagiada sin tener todavía ningún síntoma.

—¡Ah, eso sí que no! A mi mujer —o a mi marido, porque esta escena se produce en cualquier sexo del paciente— no le voy a decir nada. Mándeme usted algún tratamiento que yo pueda darle sin que se entere.

—No es posible. No se trata de unos polvos que se puedan echar en el café y ni aun así sería ético. Debe acudir a consulta, la mía o la que quiera, pero tiene que realizarse unos análisis.

El episodio anterior era muy frecuente hace unos años y vuelve a serlo ahora porque tanto la sífilis como otras enfermedades de transmisión sexual, como el herpes genital, conocen en nuestros días un espectacular rebrote. Pero lo terrible es cuando el diagnóstico no es de uno de estos males más o menos fácilmente curables, sino de la plaga de nuestro fin de siglo: el SIDA. Casi todos los médicos tenemos en nuestra experiencia personal algún caso en que nos hemos tenido que enfrentar al desagradable trance de exponer este diagnóstico a uno de nuestros pacientes y conocemos las múltiples formas de reaccionar de éstos, aunque la más frecuente, desde luego en un primer momento, es la negativa rotunda a aceptarlo.

Hay otro diagnóstico que no es de enfermedad sino de una situación natural y que suele ser acogido con alegría en la mayoría de los casos, pero que en algunos, por determinadas circunstancias, lo es con desagradable sorpresa: el embarazo. Se trata por lo general de jovencitas, adolescentes o en los límites de esta edad, que acuden a la consulta aquejando malestares poco definidos, pero que preocupan a los padres más que a la propia paciente, la cual en la mayor parte de las ocasiones ya tiene un vago o no tan vago resquemor sobre el origen de sus síntomas.

El médico anuncia la novedad a madre e hija; ésta retrae la mirada, se ruboriza o empalidece y quizá sus ojos se abrillantan por un amago de llanto. La madre traga saliva, se agita inquieta en la silla frente al médico e inicia por su cuenta una maniobra de diversión que podríamos sin esfuerzo considerar como un auténtico delirio de estupideces.

—Pero, doctor, por Dios, ¿qué nos dice usted? Si *la niña* es de lo más formal. No ha podido hacer nada malo. No puede ser, no puede ser. Claro que como no haya sido porque se bañase en la misma bañera que algún chico, o utilizase algún retrete que estuviera sucio, o que hace unos meses se bañó en una piscina de unos amigos... ¿No ha podido ser eso, doctor?

El médico, en este caso concreto un catedrático al que aquella pareja materno filial había llegado muy recomendada por un colega, asistía a la sarta de sandeces haciendo acopio de serenidad, pero al final no pudo contenerse y echó por la borda todo su bien ganado prestigio de hombre comedido.

—Mire usted, señora. Una chica de esta edad puede, efectivamente, quedarse embarazada en una bañera, en una piscina y hasta en un retrete... pero siempre jodiendo.

Cuenta Álvaro Cunqueiro cómo en el libro de los *Milagros de Nuestra Señora,* de Gonzalo de Berceo, se refiere el caso de una santa abadesa que a pesar de ser muy honesta y sabia en el mando, quedó preñada por «haber pisado una hierba muy enconada». Ya estaba de siete meses y no lo podía disimular, y sus monjas comenzaban a murmurar llegando la cosa a oídos del obispo, el cual fue de inspección al monasterio. Este mismo caso se cuenta con mucho detalle en las *Cantigas* de Alfonso X. Según se dice en esos textos, la abadesa que pasaba días y noche llorando y rezando a la Virgen de la que era muy devota, parió en la noche anterior a la visita del obispo a un niño que unos ángeles se llevaron volando a Santa María. Y así, cuando el obispo llegó y se encerró con la abadesa para comprobar el embarazo, sin que se nos cuenten detalles del modo en que el prelado realizó esa comprobación ginecológica, la halló en condiciones de perfecta doncella. El escritor gallego se detiene en su libro en el estudio de la posible planta que pudo pisar la abadesa y dice que alguien ha supuesto que fuese una lechuga puesto que en múltiples cuentos y leyendas galaicos se tiene a esta hortaliza como un remedio seguro contra la impotencia masculina y como un potente afrodisíaco.

Otros diagnósticos que no se suelen aceptar de buen grado son los que atañen a defectos físicos. Eso de que uno mismo o alguno de nuestros hijos no reúna un mínimo de perfección física resulta a menudo duro de tragar y por tanto su constatación por el médico hace surgir en el paciente una actitud de reserva o de clara discrepancia, y hasta de animosidad.

El caso más frecuente sucede con los parámetros físicos tenidos por constitutivos de un tipo «presentable»: la estatura, la adecuada proporción corporal o los rasgos faciales. Ciertamente, el ideal de un hijo alto, rubio y con los ojos azules —tipo estándar de belleza soñado en España por casi todos los padres y madres sin que se sepa muy bien por qué es precisamente ese, tan poco acorde con nuestra raza mestiza de al menos media docena de otras razas— no puede darse en una mayoría de nuestras familias por muy elementales razones de índole genética que nadie es capaz de modificar. Pero esto, tan evidente, no lo es para aquellos padres que acudieron al médico porque su hijo no alcanza la estatura de los mejores mozos de su vecindad o de su escuela, aunque ellos mismos, la pareja progenitora, no llegue a la talla media de la población. El médico recuerda el principio científico que reza así: «de padres gatos, hijo michinos»; pero tiene muchas veces que callar y salir del paso recetando reconstituyentes o complejos vitamínicos sabiendo de antemano que ni una cosa ni otra servirán para nada y que el muchachito, si acaso, superará en unos centímetros la talla familiar, pero desde luego no será nunca un fichaje de la NBA.

Otras circunstancias físicas que sólo pueden interpretarse como meras variantes de la infinitamente dispar fisonomía humana y no como verdaderos defectos, suscitan también enfados: una nariz algo torcida, unas orejas despegadas o en franco «soplillo», un lunar o una mancha en una zona visible del rostro, etc.

—Hay que hacer algo; esto no puede quedar así.

Y es que la sociedad, y muy especialmente los medios de comunicación, han establecido unos parámetros de belleza a los que todo el mundo quiere ajustarse sin darse cuenta de que con ello lograremos una población de maniquíes sin personalidad, todos iguales, con los rasgos físicos dictados por la moda; por la moda del momento, claro, porque en esta cuestión, los gustos cambian y lo que hoy nos parece el colmo de la perfección, mañana puede serlo de la vulgaridad.

Y no se crea que este es un tema baladí, porque hay casos que adquieren una gravedad enorme. Una de las cuestiones de más actualidad es la proliferación de jovencitas —en más del 90% de los casos se trata de mujeres—, pero también de chicos varones, afectados por esa terrible enfermedad que es la *anorexia nerviosa*. Un mal que puede conducir al paciente hasta los umbrales de la muerte e incluso traspasarlos. Ciertamente es una enfermedad en la que influyen numerosas causas, pero todos los psiquiatras están de acuerdo en que una de las principales es la negativa por parte de ciertos jóvenes a aceptar su propia apariencia física. La moda de la delgadez, sobre todo en las mujeres, que nos asalta incontroladamente desde la publicidad y desde ese teatro del mundo en el que se mueven los personajes que parecen triunfar en cada faceta de su actividad, está resultando demoledora para el inestable equilibrio mental de una parte de nuestra juventud. Chicas que nunca se encuentran a sí mismas tan delgadas como lo están sus falsos ídolos y que renuncian a comer o se provocan el vómito si se les fuerza a ingerir alimentos, hasta llegar a la extenuación física y, como digo, a veces a la muerte. Es un espectáculo horroroso para quienes conviven con ellas y para quienes las asisten casi impotentes en su cuesta abajo física y mental.

Mas siempre se pueden ver los dos extremos en cualquier aspecto del comportamiento humano. Una madre a cuya hija había atendido yo hace muchos años y a la que no había vuelto a ver, me informaba así del estado de la ya por entonces jovencita:

—¡Ay, doctor, si usted la viera! ¡Qué guapa y hermosa está! No puede juntar las rodillas de puro gordos que tiene los muslos.

Y lo decía henchida de satisfacción y, por lo que creí entenderla, de esa misma felicidad participaba también la oronda muchacha. En realidad, eso es bien cierto, más vale que sobre que no que falte y nunca por mucho trigo fue mal año.

El raquitismo es una enfermedad infantil que se manifiesta por un defectuoso desarrollo de los huesos en crecimiento y es debida a la falta de vitamina D. Se trata, como muchas otras, de una enfermedad carencial propiciada por dietas desequilibradas en las que falta un aporte correcto de principios alimenticios esenciales. En este caso además contribuye el recibir poco sol, pues la irradiación solar induce sobre la piel la fabricación de esa vitamina por el propio organismo en cantidades suficientes para un buen desarrollo óseo. Por mucho tiempo, el raquitismo se asoció en su aparición con las condiciones de pobreza del individuo, del niño y de su familia, que conllevaban una mala alimentación. Hoy no se dan estos casos, pero sí se ven raquitismos en niños aparentemente bien alimentados, hasta gordos, pero que reciben una dieta desequilibrada. Sin embargo, aquella conjunción entre la enfermedad y la miseria pervive en la memoria de una parte de nuestra sociedad, y en ésta, que suele cebar a sus hijos como en una reivindicación de pobrezas pasadas, el ocasional diagnóstico de raquitismo es tomado como un insulto.

—¿Raquítico mi hijo?, ¿con lo gordo que está y lo bien que yo le doy de comer? Usted no sabe lo que dice. ¡Pues no faltaba más! ¡Vaya médico!

Por eso el médico a veces receta un suplemento de vitamina D sin decir para qué es, con la seguridad de que el niño se va a curar sin ningún problema y evitando estos cómicos, pero también desagradables enfrentamientos con unos padres para quienes los «michelines» de su vástago son el mejor escaparate de su nivel adquisitivo y social.

En ocasiones es el médico el que se cuida más que el paciente por algo que considera anormal. Como aquel pediatra que manifestó a unos padres su preocupación por el tamaño demasiado grande de la cabeza de un niño.

—Por eso no se preocupe usted —dijo el padre con una amplia sonrisa— que a mí me han tenido que hacer siempre la boina a medida.

Más vale tomarse las cosas con esa filosofía. Aunque la cabeza de aquel niño y, bien mirada, también la del padre, no eran en absoluto normales sino más bien dignas de estudio médico concienzudo.

El diagnóstico, por lo general, y salvo algunas excepciones significativas como las que he relatado y otras que pudieran mencionarse, trae al ánimo del paciente una sensación de alivio, de liberación de una buena parte de las tensiones que le atenazaban hasta llegar a ese momento decisivo de la consulta médica. En el fondo no importa tanto la cualidad del diagnóstico, lo grave o esperanzador que éste pueda ser, como el hecho mismo de poder dar nombre a ese algo hasta entonces inefable que nos acongojaba. El hombre es un ser que, según se nos dice ya en el relato del *Génesis,* no posee las cosas hasta que no las nombra y hasta ese instante no sabe cómo enfrentarse a ellas o cómo utilizarlas. Por eso el saber el nombre de la enfermedad es un paso decisivo para empezar a curarse de ella.

Una vez que el ser humano se halla delante de un efecto cualquiera, su mente le lleva a buscar las causas del mismo. Este proceso intelectual admite todas las variantes posibles de acuerdo con el desarrollo alcanzado por el pensamiento de cada uno. En su grado más excelso, esta búsqueda de la causa última ha dado lugar a la filosofía de todos los tiempos y lugares y como derivación de ella a dos ramas del conocimiento tan significativas como la ciencia y la teología. Pero no es ni mucho menos a estas alturas a las que aquí me quiero subir.

En el caso de las enfermedades, los médicos hablamos de *etiología,* palabra de raíz griega que significa estudio o tratado del origen o las causas que han provocado la enfermedad. En esto la ciencia ha evolucionado mucho desde los tiempos remotos y ha obtenido un avance acelerado en los dos últimos siglos. Pensemos sólo en las enfermedades infecciosas, las más frecuentes con mucho entre todos los padecimientos humanos y en general de los seres vivos. Desde las intuiciones, sin duda geniales, de Hipócrates hace más de dos mil años sobre la influencia del aire, de las aguas y de determinados lugares sobre la aparición y desarrollo de ciertas enfermedades, apenas se logró ningún avance hasta el siglo XIX cuando Luis Pasteur abrió el inmenso campo de investigación de la microbiología. Otras muchas enfermedades han dejado desvelar los secretos de sus causas y todavía algunas, con el cáncer en primer lugar, las celan por más esfuerzos que los científicos de todo el mundo siguen haciendo por encontrarlas. Porque hay que tener en cuenta que en los últimos cien años, gracias a esos nuevos conocimientos, la medicina ha dado un giro radical a su forma de atender a la curación de las enfermedades: es lo que se denomina *tratamiento etiológico,* es decir, el que ataca no los síntomas y a veces ni tan siquiera los efectos, sino precisamente esas causas ahora sabidas. Esto permite además adelantarse muchas veces al curso de la naturaleza y prevenir la aparición de la enfermedad evitando o erradicando las causas: son ejemplos conocidos de todos las vacunas, las dietas, los hábitos higiénicos, los reconocimientos periódicos, etc.

Pero todo esto que vengo diciendo no pasa de ser una digresión culta de lo que en realidad sucede en el pensamiento humano. El hombre busca respuestas sencillas a las cuestiones que le acongojan y en el caso que nos ocupa a la pregunta ¿por qué me ha sobrevenido a mí esta enfermedad? Siguiendo con la misma simplicidad de raciocinio, lo que de verdad se está buscando es un culpable a quien achacar la situación desasosegante en que nos encontramos al estar enfermos.

La historia de la humanidad, e indisolublemente unida a ella la de la medicina, está repleta de contestaciones que durante más o menos tiempo, por décadas o por milenios, han cumplido esa función. En una obra como ésta no puedo detenerme en el comentario de ellas, que llenaría por sí solo —y quizá lo haga algún día— todo un libro. Valga, pues, la breve enumeración de unas pocas.

El *mal de ojo, aojamiento* o *fascinación* constituye uno de los más perdurables mitos encontrados por el hombre para explicar el origen de las enfermedades. Consiste en la provocación de un mal en una persona —también es posible en animales y otros seres vivos— por el efecto de la mirada que sobre ella lanza un sujeto poseedor de esa capacidad de maleficio, el *aojador*. Es quizá una modificación de los aún más viejos mitos sobre el poder maléfico de la mirada de ciertos animales fabulosos como el dragón o el basilisco. Una teoría muy sugestiva de interpretación hace radicar esa fuerza en la mirada por el hecho, comprobable con facilidad, de que en el ojo se refleja la figura de lo que está delante de nosotros: es como una imagen en miniatura, reflejada en realidad por la córnea que es como un pequeño cristal, y que ha hecho que a ese punto del ojo donde aparece se le denomine con la palabra latina *pupila,* que significa «muñequito». Contra el mal de ojo se han ideado a lo largo de la historia múltiples «remedios» que la persona debe portar sobre su cuerpo para evitar el efecto de la fascinación. Los más populares son el espejito en donde se reflejará la mirada maligna que irá a recaer en su productor, artilugio que lucen muchos trajes típicos en España y en el resto de Europa sobre todo en los sombreros de las mujeres. Y, por encima de cualquier otro remedio, la *higa,* esa mano cerrada en puño con el dedo pulgar asomando entre el índice y el corazón: las más eficaces, según quienes entienden de esto, son las higas de azabache y las de coral rojo.

Numerosas enfermedades, y más si adquirían el carácter de plagas o grandes epidemias, se han achacado al influjo de males de ojo o a otras influencias personales, sociales o étnicas y han costado la vida a quienes eran acusados por la opinión pública y a veces hasta por la docta y académica. Frailes, judíos, cristianos, mujerucas trastornadas por demencias histéricas u hombres buscadores de fama por caminos equivocados han pagado demasiadas veces las culpas de pestes, tifus, lepras, etc.

Pero tampoco hay que ponerse tan dramático ni bucear en las profundidades de la historia o del folklore para encontrar procesos mentales de este tipo aunque mucho más sencillos. ¿Quién no se ha sentido un punto aliviado al poder achacar la causa de su enfermedad a esa bebida fría que tomó la noche anterior, a que el niño se mojó los pies en un charco o comió un helado que le prohibimos, al disgusto que nos dio el compañero de trabajo, al mal carácter del cónyuge, o, en general, a cualquier malquerencia ajena? Es natural y es humano, aunque a poco que nos detengamos a pensarlo nos deberá parecer tan absurdo como el aojamiento o los embrujos.

El tratamiento es el paso siguiente, y por lo general el último, en la consulta médica. Una vez conocido lo que le pasa al paciente y encajada su enfermedad en un diagnóstico más o menos exacto o aproximado, el doctor se dispone a indicar las medidas que, según su criterio dictado por el estudio y la experiencia, habrán de conducir a la curación. Es en realidad lo que venía buscando el enfermo y en ese momento suele prestar, o así parece, una inusitada atención a todo lo que el médico tiene que decirle. Ya iremos viendo cómo por los nervios, la ansiedad o por circunstancias totalmente inescrutables que se acumulan en esos instantes finales, muchas veces hay un abismo entre lo que el médico ha dicho y lo que el paciente ha entendido y va a cumplir.

Dejando aparte las indicaciones de tratamiento quirúrgico, la terapéutica de cualquier enfermedad consta de tres pautas o *regímenes:* régimen de vida, régimen dietético y régimen medicamentoso. No siempre los tres son necesarios o imprescindibles, bastando muchas veces con los dos primeros para la perfecta curación de numerosas enfermedades; pero en cualquier caso, si se sienta la indicación de los tres, serán complementarios y no excluyentes. Se suele pensar que las medicinas lo han de curar todo ellas solas y no es así, sino que su efecto sería inferior y hasta nulo si no van acompañadas de ciertas modificaciones en las otras dos prescripciones.

El régimen de vida viene obligado por las limitaciones que provoca la propia enfermedad o por la necesidad de variar algunos hábitos que la han provocado o la pueden empeorar. Otro tanto sucede con el régimen dietético. Ambos dan lugar a frecuentes situaciones divertidas. Ya se han citado antes las que provoca la higiene cuando ésta no es un hábito practicado usualmente por el enfermo. Veamos ahora algunas otras.

El paciente es diagnosticado de una *bursitis* de rodilla, dolorosa afección inflamatoria de la articulación que mejora con reposo y con la inmovilización de la zona afectada.

—Y, sobre todo, no se ponga de rodillas al menos durante una semana.

—Pues eso lo veo imposible, doctor.

—¿Cómo?, ¿no me dirá usted que trabaja fregando suelos?

—No. Soy el párroco de San Francisco y en esta semana precisamente estamos con el rosario y la novena, así que a ver cómo me estoy sin arrodillarme.

—Y de esto se toma usted dos cucharadas de café cada ocho horas.

—Como tengo la tensión alta, el café ¿puede ser descafeinado?

—Sólo puede tomar dos vasos de vino al día, ¿entendido?

—Sí, señor.

En una consulta posterior, como el paciente no mejoraba, el médico inquirió si había cumplido estrictamente sus normas, incluida, claro está, la de los dos vasos como límite.

—Sí, señor, ni una gota más.

La tercera consulta hubo de ser en el domicilio del enfermo y allí el médico descubrió casi por casualidad, al pasar por el comedor de la casa, un enorme vaso, con capacidad de medio litro por lo menos, sobre el aparador.

—¿No será ese el vaso que utiliza su marido para beber, verdad, señora?

—Pues sí, pero no crea, que sólo se toma dos al día como usted le mandó.

—Aunque sea una cuestión delicada debo decirle que no le conviene mantener más de una relación matrimonial a la semana.

—Eso a quien le conviene es a mí —tercia jubiloso el cónyuge—, que me tiene sin ninguna todo el mes.

—Y después de las comidas puede tomar una copita de coñac.

El paciente tuerce el gesto.

—¿Qué sucede? —pregunta el médico—. Comprenda que no le puedo permitir más.

—No, no es eso. Es que a mí no me gusta el coñac, prefiero el anís, pero en fin, si no hay más remedio, tomaré coñac.

Es muy frecuente el caso de aquellos pacientes a los que se les ha mandado suprimir el azúcar de la dieta y que interpretan esta orden en un sentido textual de modo que se pueden atiborrar de comida que contiene hidratos de carbono, es decir, *azúcares,* pero a la hora de tomar café pedirán sacarina porque entienden que *azúcar* es sólo el que tiene aspecto de tal, el del sobrecito que apartan muy dignamente con un gesto de supremo sacrificio en el cumplimiento de las normas médicas.

Pero donde mayor número de situaciones graciosas se dan es, sin duda, en lo que atañe al régimen medicamentoso, entendido por muchos, como ya he dicho, como el único verdadero tratamiento.

Desde que unos hombres asumieron la misión de ayudar a otros en sus padecimientos físicos, esto es, desde posiblemente los mismos orígenes de la humanidad, una de las formas de ejercer esa ayuda fue, junto a toda la parafernalia mágica que hasta hace muy poco tiempo rodeó la actuación médica, la sugerencia de que el enfermo aplicase a su cuerpo por cualquier vía algún remedio extraído de la naturaleza que tenía a su alcance. Al principio seguramente sc utilizaron «medicamentos» imitados de los que veían usar instintivamente a los animales de su entorno: barros, hierbas ingeridas o frotadas contra la piel, etc. Poco a poco la farmacopea se fue complicando y en algunos momentos y lugares de la historia alcanzó a componer un arsenal inmenso: es el caso de la medicina egipcia, por ejemplo, donde el número de remedios que recogen los documentos de sus médicos alcanza la cifra de varios miles, la mayoría de los cuales nos resultarían hoy no sólo inútiles sino especialmente repugnantes, como los excrementos de ciertos animales, el cerumen de otros o los cientos de medicamentos elaborados a base de insectos y reptiles. Todo este tipo de productos pasó a la medicina europea y durante largos siglos, hasta el advenimiento en el siglo XVII de la llamada *medicina positiva,* se siguieron prescribiendo, fabricando y conservando en las más prestigiosas boticas.

Siempre, hasta casi ayer mismo, la indicación de un medicamento ha estado revestida de una cierta solemnidad sagrada, como en tácita o expresa alusión a aquellos tiempos en que el médico se consideraba a sí mismo, y era considerado por el resto de la sociedad, como un intermediario entre lo humano y lo sobrenatural. Toda esta concepción de la medicina, como es obvio, se ha borrado de la práctica desde hace mucho tiempo, y hoy día por completo. Sin embargo, algunos rastros ancestrales se niegan a desaparecer y se acurrucan en nuestra cotidianidad disfrazados hasta el punto de ser difícil, pero no imposible, reconocerlo. Como ejemplo muy elocuente veamos cómo nada menos que el antiguo Egipto está todavía entre nosotros. Para ello voy a remitirme a mi libro *Historias curiosas de la Medicina* (Madrid, Espasa Calpe, 1994).

«Cuando el médico va a prescribir los medios curativos traza un signo que la mayoría de las veces ni él mismo sabe lo que representa. Es algo parecido a una *R* que encabeza la receta. Otras veces se ha sustituido —y así aparece ya impreso en las recetas de la Seguridad Social— por una *D* o por *Dp*. Estos extraños signos los vienen realizando los médicos desde los griegos clásicos y aun antes como vamos a ver.

»Los médicos egipcios tenían a Horus como su dios protector. Horus era el dios halcón y se le representa en escritura jeroglífica como un ojo sostenido por dos rayos en ángulo que semejan las patas del ave (). Estos médicos colocaban siempre el signo de Horus al comienzo de sus prescripciones para así invocar el favor de la divinidad. Cuando los eruditos griegos, siguiendo a Herodoto, descubren la sabiduría egipcia, se ha perdido la noción del significado de los jeroglíficos pero los médicos griegos observan que sus colegas del país del Nilo siguen encabezando sus recetas con el extraño símbolo y lo toman para sí intuyendo que debe de tener un significado sagrado. Pasa el tiempo y ahora serán los médicos medievales quienes encuentren los escritos griegos y adopten el signo del ojo, aunque ellos lo interpretan erróneamente como una *R*. Dado que por entonces las recetas y todos los textos médicos se escribían en latín, aquella letra se hace representar a la palabra *Recipe, entréguese,* dirigida al boticario que ha de elaborar el medicamento. Mucho después de perderse el latín como lengua médica ha seguido utilizándose esta inicial que luego se ha sustituido por la *D* de *despáchese,* más acorde con el actual procedimiento de obtención de los medicamentos en las farmacias. Pero con todas las vueltas y revueltas que ha ido dando su significado, todavía podemos decir que los médicos siguen poniendo al frente de sus recetas la invocación al dios egipcio.»

Quizá uno de los cambios de mayor magnitud acaecidos en el proceso de utilización de sustancias y compuestos medicamentosos sea el paso desde la elaboración artesanal de estos productos en las reboticas, con su posterior dispensación en formas y envases también de cuño artesano, a la actual fabricación industrial y comercialización farmacéutica unificada. Las viejas reboticas de almireces, matraces y redomas han pasado a la historia y, todo lo más, a los museos o a la curiosidad turística en ciertas boticas que conservan el gusto por la ambientación tradicional. Hoy los anaqueles de cualquier farmacia son muestrarios de envases etiquetados por el laboratorio fabricante, sin personalidad ni gracia ni, desde luego, misterio alguno. Carecen de sentido aquellas letras con que finalizaban las antiguas recetas magistrales: *h.s.a., hágase según arte,* una explícita manifestación de confianza por parte del médico en las habilidades del boticario para la manufactura del producto curativo. El *arte* es hoy alta tecnología y las reboticas han dado paso a grandes y sofisticadas instalaciones industriales.

No cabe duda de que para muchas personas la utilización de medicamentos se puede llegar a convertir en un verdadero proceso adictivo como si se tratara de otras drogas de muy distinta significación. Efectivamente, hay quien no sabe vivir si no es consumiendo a diario una o más medicinas aunque éstas no estén realmente indicadas para sus muchas veces ficticios padecimientos. Sobre el uso indiscriminado de medicamentos por la población se ha escrito mucho desde todos los ámbitos: sanitarios, sociológicos, hasta económicos; y se podría hablar y escribir mucho más todavía. De la importancia de esta cuestión da cuenta el amplio eco social que tiene cualquier medida destinada a controlar ese uso: se han sucedido en los últimos años en España varios intentos más o menos racionales de moderar el consumo farmacéutico y enseguida han sido tildados con el remoquete de «medicamentazos», con ese sufijo aumentativo tan en boga para juzgar cualquier hecho como un abuso de autoridad.

Ciertamente, el mayor problema, desde el punto de vista estrictamente sanitario, lo constituye el abuso en la automedicación, una práctica extendida a todas las capas de la sociedad que trae consigo múltiples perjuicios para el sujeto. Si alguien sabe un poco de medicina, ese alguien es, desde luego, el médico y sólo él está capacitado para sentar la indicación de este o aquel tratamiento; pero este razonamiento es en infinidad de ocasiones mera retórica. Proliferan los botiquines caseros que más parecen almacenes de desecho y desguace, pero de los que casi todo el mundo echa mano cuando le apura un dolor o un malestar, bien porque cree recordar que aquello le sirvió otra vez para lo mismo o para algo parecido, o porque alguien de confianza, no el médico, le ha dicho que eso le fue bien a él.

No obstante, y sin perjuicio de la más que habitual automedicación, son innumerables las personas que acuden al médico en petición de recetas de la más variada índole, sobre todo, claro es, en las consultas pertenecientes a la Seguridad Social que habrá de financiar una parte sustancial del coste de esas medicinas.

Es muy característico el caso del paciente que llega a la consulta portando un buen número de envases vacíos —de *cartones* suelen decir— para que el médico le renueve su dotación. Son medicamentos de los llamados «tratamientos de larga duración» o para enfermos crónicos: hipertensos, reumáticos, ulcerosos, cardiópatas, bronquíticos, etc., que, en efecto, se consumen periódicamente y hacen obligada una nueva receta cada cierto tiempo. Lo que sucede es que en ocasiones la frecuencia de esas visitas no se compagina con lo que matemáticamente ha debido durar un envase que se haya utilizado a las dosis prescritas. Luego resulta que se averigua —siempre se llega a saber casi todo— que ese consumo acelerado se debe: a que se perdió o se rompió el envase anterior; se comparte el medicamento con otra persona «a quien le pasa exactamente lo mismo que a mí»; se toma una dosificación errónea y exagerada; se quiere tener un remanente del producto «por un por si acaso»; y otras cien razones tan poderosas o más que éstas, entre las que no hay que olvidar la picaresca de quien, en connivencia con algún farmacéutico sin escrúpulos, que son rarísimas excepciones en una profesión de extraordinaria y demostrada honradez, cambia recetas médicas por productos de belleza o de higiene.

Lo más habitual, con todo, es el enfermo de edad avanzada que ha ido recibiendo múltiples tratamientos para sus diversos achaques y que los sigue tomando todos de tal forma que acumula los *cartones* y de vez en vez acude a la consulta para «repostar». En ocasiones quien va al médico con esa misión, como quien va a la compra en el mercado, es un familiar más joven que quizá desconoce totalmente lo que le pasa al paciente y, desde luego, para qué es cada uno de esos medicamentos cuya receta viene a recoger.

Cierto día, en mis primeros años de ejercicio, entró en la consulta una mujer joven que tras decir que era la hija de una de mis pacientes ancianas, sacó una bolsa de plástico y la volcó sobre la mesa del despacho llenándola de recortes de cajas de cartón con los nombres de los medicamentos. Como yo conocía a la madre y sabía que, en efecto, estaba bajo varios tratamientos distintos, me dispuse a ir rellenando las correspondientes recetas de acuerdo con aquel variopinto muestrario. Y tan variopinto. Al coger una de las etiquetas me quedé sorprendido de su texto: *Atún claro en aceite Calvo.* Levanté los ojos hacia aquella mujer.

—Pero ¿esto qué es? ¿No querrá que le recete una lata de bonito? ¿Cómo me trae usted esto?

La mujer no se inmutó ni una mínima parte de lo que lo había hecho yo ante tan esperpéntica petición.

—¡Ah, pues mire, mi madre me dijo que para bajar al médico recortara todos los cartones de las cajas que había en el cajón del aparador, y ya se ve que allí estaba también esta de bonito. No me habré dado cuenta, pero no haga usted caso.

Y no hice caso; pero luego me reí muy a gusto y lo tengo siempre en la memoria como disparate especialmente jocoso.

En una consulta multitudinaria, una señora acudía cada cuatro o cinco días con un numeroso paquete de *cartones* más alguna que otra petición nueva y hasta con varios encargos de vecinos que «no pueden venir pero me han dejado su cartilla». El médico no podía entretenerse en discutir, así que optaba por rellenar un puñado de recetas y entregárselas. Pero una tarde se permitió un pequeño desahogo. Al poco rato de irse la mujer, avisaron al médico que en la puerta lo esperaba un joven que decía ser el mancebo de la farmacia próxima al consultorio. Este individuo, tras presentarse, mostró al doctor una de las recetas que había llevado a la botica la mujer.

—Perdone, doctor, pero una clienta habitual acaba de venir con esta receta y no entendemos lo que pone usted aquí, ¿sería tan amable de decírmelo?

En efecto, la letra garabateada en el papel era especialmente endiablada y apenas se adivinaban unas letras y un número.

—¡Coño —exclamó el médico procurando que le oyeran todas las personas en un buen radio de la consulta— pues ¿qué va a ser?: *Un Seat 600 D* para que esa mujer se pueda llevar a casa todo lo que pide, porque seguro que en una bolsa no le cabe!

Habrá que advertir a más de un lector que el Seat modelo 600 D era por aquel entonces un vehículo muy solicitado y constituía el coche familiar por excelencia de quienes podían costeárselo.

Es de sobra conocida la afición de muchas personas por compartir las medicinas y los tratamientos que un médico ha prescrito a otros que, según opinan, «tienen lo mismo» y entonces «¿para qué perder el tiempo yendo a la consulta?». Además que, ya lo dice el refrán, «de médico, poeta y loco, todos tenemos un poco». Esa puede ser una explicación de por qué duran tan poco los envases; eso sucede sobre todo en los matrimonios que terminan por parecerse también en las dolencias; sin salirnos del socorrido refranero se sabe que «dos que duermen en el mismo colchón, se vuelven de la misma condición». Pero a veces las cosas se llevan a un extremo que hace muy difícil el éxito de un tratamiento.

Aquella mujer se sentó frente al médico con semblante compungido; sin duda llevaba varios día llorando antes de explayarse en la consulta: era madre de seis hijos teniendo ella apenas treinta años de edad, y de nuevo sentía los inequívocos y ya harto conocidos síntomas de un nuevo embarazo. Tras oír su queja, el médico la interrogó.

—Pero ¿no has hecho lo que te dije? ¿No te has tomado las píldoras para no quedarte embarazada?

—Claro que sí. He hecho todo lo que usted me mandó: una píldora cada noche y si a la mañana siguiente, estando en el trabajo, me daba cuenta de que me había olvidado, llamaba a casa, que ya sabe usted que mi marido está en el paro, y se la tomaba él antes de que pasaran doce horas, como pone en el prospecto.

El nombre de los medicamentos suscita frecuentemente muy curiosos y divertidos vocabularios. Y no me refiero a los nombres comerciales ni mucho menos a las complicadas palabras con que en los prospectos se indica la composición del mismo. Lo que a veces resulta difícil de decir es el nombre más elemental del producto. Así, oímos hablar de *cláusulas* por cápsulas, *grajas* o *grágeas* por grageas, *oprimido* por comprimido, *indicciones* por inyecciones, y sobre todo *positorios*, *depositorios*, *apositorios* o *impositorios* por supositorios.

Con esta última forma medicamentosa, los supositorios, se dan infinidad de situaciones divertidas, seguramente como con ninguna otra. Hay que tener en cuenta que todo lo que hace referencia a la parte inferior del aparato digestivo, tan importante por lo demás como cualquier otra desde el punto de vista de la anatomía o de la salud o la enfermedad, suele ser motivo de fácil chascarrillo: el número de chistes y cuentecillos de matiz escatológico sólo es superado en cualquier sociedad por el de los que tocan al sexo. También sería curioso resaltar cómo los primeros signos de rebeldía que manifiestan los niños frente a la sociedad familiar que les rodea suelen consistir en la utilización provocadora de términos escatológicos: caca, culo, pedo; lo que dentro del apasionante y complicado campo de la psicología infantil, y aun de la psicología evolutiva del ser humano en general, nos llevaría muy lejos al comprobar la ancestral función de tabú de estas porciones anatómicas.

«A mí no me mande usted supositorios que yo soy muy hombre.» Esta es una queja airada que hemos podido escuchar todos los médicos de algunos pacientes que al parecer centran su condición varonil exclusivamente en la impenetrabilidad de lo que Quevedo llamaba el *vacuo prepostero*.

Quizá sea este mismo reparo subconsciente el que nuble el entendimiento de aquellos otros pacientes —más de los que el lector se puede imaginar— que cuando son preguntados por la eficacia del tratamiento que se les prescribió en forma de supositorios en una visita anterior, responden que les ha ido bien o mal o regular, pero que «por favor mándeme otros supositorios que tengan mejor sabor porque éstos eran muy amargos y difíciles de tragar». ¡Se los han comido porque no se les podía pasar por la imaginación que una medicina pudiera administrarse por semejante sitio!

En una ocasión un paciente no conseguía que le bajara la fiebre a pesar de que el médico le había recetado unos supositorios que debería ponerse cada ocho horas. Nada; la temperatura no descendía ni un grado a lo largo de varias jornadas. Intrigado por aquel fracaso terapéutico, el médico quiso saber si se cumplían sus indicaciones y comprobó que, efectivamente, el paciente se ponía con religiosa periodicidad los supositorios, pero lo hacía ¡en el sobaco! porque «ahí es donde me tomo la temperatura». Por cierto que las axilas de aquel hombre eran al cabo de los días un repugnante conglomerado de pasta blanquecina con una mezcla de olores a medicamento y sudor.

No se crea, sin embargo, que esta aplicación del remedio en el lugar concreto donde se manifiesta el síntoma, como si fuera una cataplasma, es exclusivo de los supositorios. La madre de uno de mis pequeños pacientes que padecía una otitis le ponía el comprimido de aspirina en la oreja. Y más de un enfermo se aplica los jarabes para la tos como friegas sobre el pecho. Claro que esta situación siempre será mejor que la contraria, como la de aquel enfermo que acudió a un servicio de urgencias por haberse bebido el linimento que se le había mandado para frotarse en una contusión de la pierna.

Y vuelvo a los supositorios. Desde hace ya muchos años la mayoría de los productos farmacéuticos, incluidos éstos, se presentan envasados en lo que se denomina *blister,* es decir, con cada elemento aislado en un bloque de plástico o de otro material y del que se debe extraer individualmente. Este procedimiento, aparte de favorecer la conservación del producto, facilita su dosificación y, sobre todo, limita las posibilidades de una ingestión masiva por parte de los niños a quienes les resulta difícil la manipulación de esos envases. Pues bien, el *blister* de los supositorios suele ser de plástico rígido y muchas veces hay que utilizar unas tijeras u otro objeto cortante para disponer de cada uno de ellos. Puede que el proceso manual para extraer el supositorio por completo sea algo complicado para algunas personas, pero no creo que tampoco demasiado en condiciones normales. Sin embargo, este no debía ser el caso de aquel paciente que vino a la consulta aquejando un agudísimo dolor en el ano acompañado de una moderada hemorragia. Unos día antes se le habían prescrito unos supositorios para algún proceso respiratorio banal y, aparentemente, una cosa no tenía nada que ver con la otra. Pero no era así; él los relacionaba directamente. Y tenía razón: los supositorios venían presentados en uno de esos envases de plástico duro y, una vez recortados, se los ponía sin extraerlos con lo cual se desgarraba la mucosa anal con los bordes afilados como alas y cuchillas que conservaba cada trozo de envase. Una breve explicación práctica y una pomada solucionaron con bien tan misterioso asunto.

Para finalizar con el tema de la receta médica, algo se debe decir de una cuestión que si bien no tiene relación con el medicamento en sí, la tiene, y no poca, con algunos aspectos psicológicos o sociológicos que rodean al enfermo y a los médicos.

El precio de las medicinas es motivo de sesudas y a veces áridas discusiones entre los poderes públicos que las van a financiar en una mayoría de las ocasiones y los distintos estamentos que participan en su creación, fabricación y distribución hasta el usuario: laboratorios de investigación, fabricantes, farmacéuticos. Al final se alcanza de un modo u otro un acuerdo que se plasma en el llamado precio de venta al público. Este precio, hay que recordarlo, las más de las veces no es abonado directamente por el enfermo que se va a beneficiar del medicamento aunque, claro está, lo paga de forma indirecta a través de sus cotizaciones obligatorias a la Seguridad Social o mediante otros impuestos. Pero ese precio real es conocido, puesto que figura impreso en las etiquetas del producto y va a servir de punto de referencia para muchos usuarios. Son multitud los que hacen buena la sentencia de Machado: «Todo necio confunde valor y precio». Esto no sólo sucede con los medicamentos, es verdad, pero aquí adquiere una significación especial porque la enfermedad parece sensibilizar la susceptibilidad a la vez que nubla el sano juicio de las cosas. De este modo, es casi unánime, o por lo menos extraordinariamente generalizada, la creencia de que una medicina será tanto o más eficaz cuanto mayor sea su precio. Los medicamentos de menos de quinientas pesetas el envase son de muy dudosa eficacia para el común de las gentes, mientras que los de más de cinco mil son casi una panacea garantizada. Es absurdo, es falso y es estúpido, pero es así. Quizá sólo se salve de esta universal consideración pecuniaria la aspirina, medicamento que ha traspasado las fronteras de la prescripción médica para instalarse como remedio doméstico de los más variados males a cualquier edad; no en vano encabeza año tras año las listas de productos más vendidos con un número de envases superior, ella sola, a los veinte medicamentos juntos que le siguen en ese baremo.

La cuestión del precio se hace presente en muchas ocasiones durante la consulta: «Mándeme lo mejor, cueste lo que cueste», «a ver si me receta algo mejor que la otra vez porque me han dicho que hay unas píldoras, no sé cómo se llaman, pero cuestan más de dos mil pesetas, que son muy buenas para esto mío». Y, por supuesto, donde brilla con más realce es en las conversaciones profanas, entre gentes que se encuentran por la calle y, como casi siempre, empiezan o acaban hablando de sus respectivas enfermedades. En esos momentos el poder alardear de estar utilizando una medicación carísima, como lo era, ya se dijo, el padecer una enfermedad rara, es una forma de darse importancia ante el ocasional interlocutor: «Pues mi médico me ha recetado unas inyecciones que valen seis mil pesetas la caja; son buenísimas»; «¿qué me va a hacer este tratamiento si me ha costado sesenta duros?, para eso mejor que no me mande nada o me haga beber agua, ¡no te digo!»; «fíjate si será gordo lo mío que me acabo de dejar mil duros en la farmacia por un jarabe y unas *cláusulas*».

Esta realidad deberían tenerla en cuenta los políticos que pretenden forzar el ahorro suprimiendo la financiación de determinados medicamentos: los más caros serán siempre los preferidos y si con esas limitaciones se fuerza a los médicos a recetar nuevos productos de mayor precio que los anteriores, puede que este encarecimiento sea hasta bien recibido por los pacientes que entenderán así que se les da una mejor cura, por lo que continuarán acudiendo en busca de esas nuevas prescripciones y el ahorro previsto se volatilizará si no es que aumenta el gasto considerablemente y sale el tiro por la culata.

II
LAS VISITAS A DOMICILIO

La visita al paciente en su domicilio forma parte inseparable de la actividad médica. De hecho, durante siglos esta fue la forma habitual de asistencia sanitaria, lejos aún de los consultorios profesionales y más aún de los grandes centros ambulatorios u hospitalarios a los que estamos acostumbrados en nuestros días. La figura del médico portando su maletín y entrando en las casas donde había algún enfermo es quizá una de las estampas más características de nuestra profesión y también una de las que mejor representan la actitud de servicio y dedicación de los galenos en todas las épocas y en todas las sociedades. El lugar más natural de estancia de una persona enferma es su casa y su cama, aunque los hábitos de los tiempos hayan cambiado también en esto mucho y hoy nos parezca más común que sea el enfermo quien va a la consulta o que se le interne en una institución sanitaria a poco que su dolencia se salga de unos estrechos márgenes de manejo domiciliario y familiar.

Aun con toda su naturalidad y tradición, la visita domiciliaria es para el médico una carga pesada por lo que tiene de incomodidad. Si bien la consulta suele tener un horario más o menos amplio, pero casi siempre limitado, la demanda de asistencia en el domicilio puede suceder a cualquier hora del día o de la noche, en laborables o festivos. Ciertamente esta continua disponibilidad ha cambiado mucho con la instauración progresiva, hoy casi generalizada, de un tipo de asistencia sanitaria en la que ha desaparecido aquella figura del médico de cabecera que no tenía horarios y al que se podía recurrir en cualquier momento para los más dispares problemas de salud e incluso muchas veces como consejero en asuntos personales. Sobre esta figura volveré a hablar más adelante; ahora sólo me interesa señalar que tal cambio ha supuesto una radical modificación en los hábitos de la visita médica. Hoy ésta la realiza sólo ocasionalmente el médico que conoce más de cerca al paciente; en la mayoría de las ocasiones está encomendada a servicios especiales de urgencia que asumen la labor de cumplimentar los avisos de un variado grupo de pacientes. De todos modos, las situaciones anecdóticas continúan sucediéndose, como vamos a tener la oportunidad de conocer en las páginas siguientes.

El tipo de vida actual, sobre todo en las ciudades, no es muy propicio para el desempeño de una misión como ir de casa en casa. Los problemas de circulación los conoce bien cualquier habitante urbano y los suele padecer en mayor medida durante las horas punta cuando se desplaza en su propio vehículo; pero en las grandes ciudades, si los atascos son monumentales a esas horas, no dejan de existir en todas las demás salvo, quizá, en la madrugada o cuando la retransmisión televisiva de algún acontecimiento deportivo deja casi desiertas las calles. A todo esto hay que añadir la cuestión no menos peliaguda de encontrar aparcamiento, que a veces se convierte en algo tan difícil que a su lado los doce trabajos de Hércules parecen un juego de niños. Ni la apelación al ángel de la guarda, que parece proveer de plazas de aparcamiento a sus devotos, ni el recurso a las mil y una argucias de la picaresca automovilística, parecen dar resultado, sobre todo cuando de forma más perentoria y angustiada se necesita encontrar ese anhelado espacio callejero. Ahora imaginemos al médico que debe visitar cuatro o cinco domicilios cada día sometido otras tantas veces a ese suplicio y comprenderemos con facilidad que, ya sólo por eso, sienta un incontenible rechazo a la tarea. Y no se diga que vaya a pie, porque en la ciudad las distancias son muy grandes; ni en transporte público, que todos conocemos lo irregular de su funcionamiento además de que tendría que pasarse media jornada subido al metro o al autobús.

De todos modos, el callejeo urbano no ha sido nunca fácil, ni ahora ni antes. Si la intensidad del tráfico es poca, puede ser relativamente sencillo encontrar y alcanzar una dirección si ésta se halla en las zonas más céntricas de la ciudad; si es algo más periférica, la cosa se complica; y puede convertirse en irresoluble si nos trasladamos a los extrarradios, a esas zonas siempre cambiantes por donde la gran ciudad se extiende en nuevas urbanizaciones crecidas como por ensalmo en muy poco tiempo. Esta enorme velocidad de crecimiento lleva tras de sí la aparición de innumerables vías urbanas que no aparecen en los callejeros porque sobrepasan el ritmo editorial de estos útiles libros. Así es frecuente que el médico —o el taxista o cualquiera otra persona que necesite deambular para su trabajo— al buscar la calle a donde ha de dirigirse, encuentre en el plano sólo un área vacía.

En mis primeros años de profesión me tocó sufrir muchas veces estas penalidades porque ejercí en una zona que si hoy es un colmenero de viviendas entonces era una de esas áreas de expansión. Había calles que desaparecían en un descampado para continuar quinientos o mil metros más allá en donde otra constructora distinta estaba levantando una nueva urbanización que todavía no enlazaba con la primera. Así, por ejemplo, si iba al número 40 de la calle, ésta podía finalizar en el 12 y allá a lo lejos, sin poder llegar salvo haciendo un ejercicio de rally y dejando por el camino los amortiguadores y alguna otra pieza del vehículo, se vislumbraba otro edificio en el que con un poco de suerte estaría el portal número 40. Y todo esto por la noche, con nadie andando por esas calles a quien preguntar y, naturalmente, sin teléfonos móviles ni nada parecido. La única solución solía ser desandar lo andado, buscar una cabina telefónica y desde allí llamar al domicilio del paciente para que un familiar de éste acudiera a buscarme en algún lugar —un bar, la puerta de algún establecimiento, la misma cabina—, y me sirviera de guía. Con esto, la realización de algunas visitas se convertía en una odisea y la pérdida de tiempo se iba acumulando durante la noche, a veces hasta la exasperación.

Todos los médicos que hemos hecho *avisos* —que es como comúnmente se denominan las llamadas a los domicilios—, podemos aportar uno más a la famosa serie de axiomas conocida como *Leyes de Murphy*. Se podría enunciar así: «Siempre que te llamen de una casa, el enfermo vivirá en el cuarto piso y no habrá ascensor». En el siglo XVI, con la conversión de Madrid en la capital del reino se dictó una real orden según la cual todas las casas que se edificaran en la ciudad y que tuvieran más de dos pisos deberían dejar uno de éstos, de forma prácticamente gratuita, para alojamiento de los funcionarios del gobierno que en número creciente se agolpaban en la villa y corte. Los madrileños inventaron entonces lo que se llamaron *casas a la malicia* y que consistían en edificios de tres pisos pero en los que al primero se le llamaba bajo o principal, al segundo primero, y al tercero segundo. Inscritos así no se declaraban más que dos pisos y de esta forma se libraban del canon de dar hospedaje gratuito a los burócratas. En nuestros días, una ley obliga a que los edificios con más de cuatro pisos tengan ascensor. Pues bien, en muchas urbanizaciones de casas populares, construidas ajustando los precios hasta el límite, existen una suerte de nuevas *casas a la malicia*. Ahora son edificios que en realidad tienen cinco alturas, pero en los que también al primero se le llama bajo y así se sortea la norma y se ahorra el ascensor. En esos «cuartos» que en verdad son quintos, con sus cinco rigurosos tramos de escalera, es donde suele vivir el enfermo. La cosa no tiene demasiada lógica, es cierto, pero la experiencia de todos los médicos nos asegura su veracidad.

Si en la situación anterior son los interminables peldaños los que hacen flaquear las piernas, en otro tipo de viviendas ahora muy en auge, los «chalets adosados», puede ser otro el motivo de desazón: los perros. En muchas de estas viviendas sus dueños poseen algún animal que suele estar suelto por el minúsculo jardincillo que precede a la puerta de la casa. Se trata de perros que sin duda alguna hacen mucha compañía a la familia, que estarán perfectamente adiestrados para la mansedumbre y los hábitos de limpieza, pero que por lo común reciben a quien pulsa el timbre de la cancela exterior con unos imponentes ladridos que ya sobresaltan el ánimo. Luego, desde que esa puerta se franquea desde el interior de la vivienda hasta que el visitante, en este caso el médico, llega a la otra, el perro le suele dedicar más rugidos si es que no se le echa encima o se le enreda entre las piernas mordisqueándole los tobillos. La frase de rigor es siempre la misma: «No se preocupe, que no muerde»; pero tampoco hace ninguna falta, creo yo, que sin morder como una fiera, faltaría más, le olisqueen a uno y le llenen de babas las perneras del pantalón. Por más que algunas veces el animalito no está muy de acuerdo con la opinión que de él tienen sus dueños y claro que muerde; al fin y al cabo, si lo quieren como guardián no hace sino cumplir con su misión tirándole una dentellada a alguien desconocido que penetra en la propiedad de la que es solícito celador.

Y ya que hablamos de animales agresivos, recuerdo que una vez, yendo a visitar a un enfermo en una casa situada en pleno descampado, en un ámbito semirrural, lo que me atacó con aviesas intenciones fue nada menos que una cabra, obligándome a recorrer un buen tramo de terreno a la carrera. Sin duda aquel excéntrico animal había comprendido con su instinto que no soy muy aficionado a los bichos salvo en su hábitat más natural y aun allí vistos de lejos.

Sin salirnos del tema zoológico, aunque con muy diferentes connotaciones, les contaré lo que le sucedió a un médico que había llegado hacía poco a un pueblo para ejercer la medicina rural; de esto hace muchos años, como se comprenderá por los detalles.

El médico utilizaba para desplazarse de un extremo a otro de la amplia zona que estaba bajo su cuidado una burra que le prestó el alcalde y que estaba recién parida, por lo que la seguía siempre el pollino. En una noche oscura en que hubo de salir para atender a un enfermo en un paraje apartado, el alcalde, al dejarle el animal, le encareció que por nada del mundo permitiera que se perdiera la cría, que aún no sabía defenderse por sí sola. Y le dio un consejo que el médico siguió al pie de la letra durante todo el trayecto nocturno de ida y vuelta: ir rebuznando para que no se extraviase el pollino, que así le seguiría de cerca. Esta escena la hubiesen firmado con gusto Quevedo o Molière, pero es que la realidad supera con creces la ficción.

El recibimiento que se hace del médico en la casa del enfermo admite también todo tipo de variantes, aunque fuese lógico pensar que habría de ser siempre esperanzado, agradecido y afectuoso, puesto que el doctor llega para remediar una situación en principio angustiosa como es la enfermedad de un familiar que se halla postrado en la cama con la consiguiente turbación del entorno.

En mis primeros años de médico, hace más de un cuarto de siglo, alcancé a ser objeto de una atención que antes era habitual y que yo mismo había visto practicar a mis padres cuando siendo niño venía por casa el médico de cabecera, muy de tarde en tarde, para atenderme de unas anginas o en algún otro padecimiento de aquellos que, a cambio de un par de días de fiebre y dolor de cabeza, me permitían estar sin ir al colegio y ser el centro de los mimos familiares. En todas las casas había siempre dispuestas en el cuarto de baño una toalla limpia y una pastilla de jabón de olor sin estrenar, generalmente de *Heno de Pravia,* envuelto en su papel verdoso y brillante, para que el médico se lavara las manos al terminar de explorar al paciente. Era una costumbre casi religiosa y la familia asistía en silencio a aquel ritual lavatorio antes de que el médico se sentara a extender la receta y a dar los consejos sobre el tratamiento a seguir. Yo pude estrenar varias de esas pastillas de *Heno de Pravia* y confieso que en aquellos momentos me sentía más médico —con la carrera recién finalizada— que durante el resto de la visita; era como la consagración del oficio, la confirmación de haber llegado a ser como aquel médico que me visitaba de niño y por cuya admiración seguramente se sembró en mi cerebro infantil el deseo de estudiar algún día medicina. Hoy, perdida por completo la sacralidad del oficio médico, esta situación sería impensable, pero aquel jabón, aquella mullida toalla blanca perduran en mi memoria como en la de muchos colegas de mi generación y de las anteriores.

Yendo al otro extremo de la consideración hacia el médico y hacia su labor, nos encontramos con el caso del médico que tras llegar a un domicilio, sito en un piso alto —aquí sí con ascensor— de una vivienda de lujo, y como iba a visitar a la criada que estaba enferma, fue sorprendido por la dueña de la casa con estas palabras:

—La enferma es la doncella, de modo que baje usted otra vez al portal y suba por la escalera de servicio.

—A mí me da igual quién sea el enfermo —respondió el interpelado—, si la doncella, su madre de usted o la princesa de Éboli. Yo he venido aquí como médico y o me deja pasar o se van ustedes a hacer puñetas.

De todas formas, la situación más exasperante acontece cuando ni siquiera está el enfermo para el que se ha solicitado la consulta domiciliaria. No es rara, aunque pueda parecerlo, y a todos nos ha sucedido varias veces.

—Ay, doctor, haga usted el favor de esperar un momento que aviso a mi marido de que está usted aquí. Es que como tardaba en venir ha bajado un momento a tomar café, pero vuelve enseguida.

—Pero ¿no estaba enfermo en la cama?

—Sí, sí; pero como ya se encontraba mejor ha querido levantarse porque no le gusta estar tanto tiempo acostado.

—Y entonces ¿por qué no ha ido a la consulta en vez de llamar para que viniese yo?

—Ay, doctor, cómo va a ir hasta allí con la fiebre y el dolor de huesos que tiene el pobre. Dos días lleva sin moverse de la cama y si llega a venir usted media hora antes ahí lo hubiese encontrado. Ya le llamo y enseguida está aquí. ¿Quiere tomar algo?

Al médico en visita domiciliaria se le puede comparar con aquel personaje de nuestra literatura picaresca que creó el escritor Vélez de Guevara: *El diablo cojuelo*. Como éste, también el médico se asoma a la intimidad de muchos hogares diferentes aunque no lo haga volando sobre la ciudad y levantando los tejados de las casas sino a pie y por las puertas. Pero si el médico es observador y curioso —dos cualidades que deberían ser inherentes a su profesión— irá atesorando un cúmulo de experiencias con las cuales podría sin demasiado esfuerzo escribir varios libros tan divertidos y ejemplarizantes como el citado de nuestro clásico del Siglo de Oro.

Y precisamente la primera de las observaciones se puede hacer sobre los libros. Quizá por mi casi compulsiva afición a la lectura tengo la costumbre —que a veces puede pecar de insolencia— de husmear aunque sólo sea con la vista en cuantas bibliotecas caseras se me ponen al alcance. Soy de los que piensan que el grado de inteligencia y hasta de moralidad de una persona se puede juzgar con bastante justeza primero por el número de libros que posee, y luego, por supuesto, por la calidad y variedad de sus contenidos. Ya es sabido que hay quienes, guiados exclusivamente por el innegable valor estético de una librería, compran los libros por metros lineales para cubrir los estantes de una o más paredes sin importarles un bledo de lo que tratan, y hasta lo hacen por las características de su encuadernación: tamaño, material de las tapas e incluso color de éstas. Muchos libreros podrían dar fe de esto que digo y contarnos el gran número de clientes que acuden a sus establecimientos con sólo dos datos bien ajenos a la afición lectora: los metros cuadrados a cubrir y el color de la tapicería del salón donde está ubicada la biblioteca doméstica. El colmo de los colmos es el de quienes ni siquiera desean libros sino sólo encuadernaciones y llenan los plúteos de su casa con lomos vacíos que esconden en su interior botellas o simplemente nada.

Pero a lo que íbamos. En mis pesquisas durante la visita a tantos domicilios es raro encontrar una biblioteca medianamente selecta. Lo más habitual es contemplar en los cuartos de estar un mueble en el que se hallan indefectiblemente, y por este orden casi inalterable: un televisor, unas docenas de figuritas de loza o porcelana dignas casi todas ellas de ser estampadas contra el suelo sin el menor dolor de corazón, y unos cuantos libros entre los que son mayoría, o totalidad, los *best sellers* que han sido llevados a la televisión y que permanecen sin abrir, y las colecciones encuadernadas de fascículos sobre asuntos tan apasionantes y de interés general como la jardinería, la salud paso a paso o la vida de los animales salvajes en África y Oceanía. Tampoco suele faltar una enciclopedia, falso compendio de todos los saberes rara vez manejado y consolador de ese afán de casi cualquier padre porque sus hijos dispongan de la mayor cultura en el menor espacio de páginas y, eso sí, con muchas fotos.

Otro aspecto muy curioso es el de los cuadros que cuelgan de las paredes, cuando los hay, que no es siempre ni mucho menos. En este sentido, el hecho de tener algún cuadro, aunque sea un humilde cromo multicolor enmarcado, me ha parecido siempre un detalle muy encomiable de gusto por el arte y hace subir mi consideración sobre la sensibilidad de los dueños de la casa. Otra cosa son los cuadros que adornan el dormitorio en el que suele yacer el enfermo visitado. Durante muchos años la alcoba matrimonial solía estar presidida por algunas representaciones devotas: vírgenes, cristos, imágenes de santos, etc. Ello obedecía a un secular fondo de religiosidad que impregnaba, a veces de forma inconsciente y ajena a cualquier práctica devota, la mentalidad de nuestra sociedad.

En los últimos tiempos esto ha cambiado de modo notable y harto sugestivo de la transformación que se ha venido gestando en la mentalidad de muchos de nuestros compatriotas. La iconografía piadosa ha desaparecido, desde luego de los hogares de parejas jóvenes, pero también de muchas maduras, siendo sustituida por espejos —hasta en el techo los he visto en lo que parece ser una muestra de exotismo y sofisticación para los momentos de intimidad amatoria según patrones importados del cine—, y principalmente por cuadros con representaciones más o menos claramente alusivas a la sexualidad: desnudos en actitud provocativa —la *Maja desnuda* de Goya parece tener especial éxito, quizá porque mezcla arte y enardecimiento— o, sin tapujos, escenas de coyunda, algunas de ellas que parecen extraídas de un ejemplar del *Kamasutra*. Cuando veo estas decoraciones no puedo dejar de sonreír y me viene a la cabeza que se trata de escenas de teleporno con imagen fija: cada cual se estimula como quiere o como puede; las mentes del hombre y la mujer en esa tesitura discurren por caminos muy especiales y a veces tortuosos.

Sobre la influencia de la decoración del hogar en el estado de ánimo de las personas y en la consiguiente aparición de determinadas enfermedades de las que se engloban en el campo de la patología psicosomática se ha escrito mucho por sesudos especialistas en esta área de la medicina, pero quizá el libro más revelador tiene por autor a alguien totalmente ajeno a la profesión médica. Me refiero a Ramón Gómez de la Serna y a su obra *El doctor inverosímil*. En sus páginas, con la extraordinaria intuición y la psicología parda que caracteriza al escritor, hoy tan olvidado, se refieren numerosos casos de enfermos a quienes el extravagante médico protagonista consigue curar de sus dolencias con recetas tan peregrinas como retirar un cuadro que cuelga siempre frente a sus ojos a todas las horas que el hombre o la mujer permanecen en casa, o cambiar el color de una tapicería o la disposición de unos muebles, o hacer que el sol entre sin obstáculos en la vivienda y alegre un ambiente hasta entonces tenebroso y deprimente. Es un libro que yo recomiendo casi como si se tratara de uno de texto a mis alumnos de la Facultad de Medicina, porque estoy seguro de que les va a ayudar notablemente en su futuro profesional. En lo que respecta a la importancia de la claridad solar para el bienestar de las personas es bueno recordar un viejo aforismo que asegura que «donde entra el sol, no entra el médico».

La luz tiene indudablemente gran importancia en la vida cotidiana y, como no podía ser menos, también en la de los enfermos. El jaquecoso o dolorido de cualquier tipo suele gustar de la penumbra o de la oscuridad total; pero otros pacientes no consienten que se les bajen las persianas o se les apague la lámpara porque la angustia de su enfermedad se agudiza a veces hasta el paroxismo con la oscuridad, como si intuyeran un empeoramiento o algo peor en la negrura de la habitación. En todas las antologías de frases célebres se narra la que pronunció Goethe inmediatamente antes de morir: «¡Luz, más luz!». Y casi sin excepción, los comentaristas han achacado esa expresión a un deseo agónico del gran filósofo por seguir adquiriendo sabiduría simbolizada por la luz del conocimiento, él que alumbró con su inteligencia sobrehumana toda una época de la historia de la cultura. La explicación queda muy bonita y sobre todo muy acorde con la imagen estereotipada del genio ávido de saber hasta en los estertores de la muerte. Pero yo siempre he creído adivinar en esa frase algo más prosaico, pero también más humano: el grito angustiado de un hombre que viéndose morir pide agarrarse no a la luz de la sabiduría, sino al rayo de luz física que representa como ninguna otra cosa la vida. Ni Werther, ni Fausto, Margarita o Mefistófeles, ni la filosofía que nacieron de aquel cerebro privilegiado pierden un ápice de valor por esta postrera debilidad de quien fue, tomando las palabras prestadas a Unamuno, nada menos que todo un hombre.

La luz y sus hijos los colores desempeñan un importante papel en la concepción a veces mágica que las personas tienen o se forman de la enfermedad. Así, por ejemplo, es muy habitual que pacientes afectos de dolencias hepáticas, que suelen tener como manifestación más visible la ictericia o color amarillo de la piel y otras partes del cuerpo, restrinjan o proscriban de forma absoluta y por propia y única iniciativa el consumo de alimentos que tienen ese color: naranjas, limones, plátanos, huevos, etc.; esta práctica no tiene, en la inmensa mayoría de los casos, ninguna justificación médica y cuando existe no es, desde luego, por el color del alimento, sino por su contenido en alguna sustancia de más difícil digestión por un organismo con el hígado enfermo.

El caso más llamativo de esta relación entre luz, colores y enfermedad ha sido por muchos siglos —ya hacían mención de ello algunos tratados médicos del siglo XVI y aún hay algunas citas anteriores— la establecida por la sabiduría popular entre el sarampión y la luz roja. El sarampión —enfermedad hoy casi erradicada en nuestro medio gracias a las eficaces campañas de vacunación— es, como se sabe, una enfermedad propia de los niños y que tiene como característica más visible y aparatosa el brote de una intensa erupción rojiza que afecta a la piel de todo el cuerpo y también a las mucosas de los ojos y de la boca: el niño se pone encendidamente colorado de arriba abajo mientras que la aguda conjuntivitis y la fiebre alta que acompañan al proceso le provocan una gran fotofobia, esto es, una fuerte molestia por la luz. Uno de los remedios tradicionales, trasmitido de generación en generación, de abuelas a madres y de éstas a sus hijas, consistía en recubrir todas las ventanas y cualquier otra fuente de luz en la habitación del enfermo con paños, cortinajes o papeles de color rojo; incluso la ropa de cama se revestía con alguna manta encarnada que solía tenerse guardada para esa ocasión. Con esta medida, efectivamente, se atenuaba la luminosidad y se hacía más agradable el reposo del chiquillo; pero si sólo hubiera sido esta la intención, lo mismo hubiese valido que el color de las coberturas fuese verde, amarillo o azul. No; junto con el innegable valor empírico estaba otro no menos importante a juicio de sus promotores y de los encargados de llevarlo a cabo: el color rojo de la habitación «ayuda a brotar el sarampión evitando que la enfermedad *se meta para adentro* con graves consecuencias para el niño». Esta práctica se cumplía con tan absoluto rigor desde antes de que el médico hubiese llegado a la cabecera y diagnosticado el mal, que en muchísimas ocasiones cuando el médico entraba en una casa, reclamado para atender a un niño, y veía la claridad rojiza que se colaba en el ambiente desde la habitación del pequeño enfermo, estaba sólo con ese dato en condiciones de afirmar, antes aún de alcanzar la alcoba:

—¿Qué, ya tenemos al niño con sarampión?

A mí me pasó muchas veces, y ante mi certero y precocísimo comentario, la abuela o la madre de mi paciente solían quedar sorprendidas.

—¿Cómo lo sabe, doctor?

Y aprovechaba para tirarme un farol que en realidad no tenía el mayor mérito —la mayoría de las veces, casi siempre, el diagnóstico de los padres era absolutamente correcto—, pero que acrecentaba mi aura de respeto por parte de aquella familia:

—Bueno..., la experiencia, qué les voy a contar...

Entre los innumerables episodios divertidos a que da lugar la visita domiciliaria los hay que vienen determinados por las horas intempestivas con que con frecuencia tiene que realizarse ese servicio. Veamos dos de muy distinto contenido.

El denominado Servicio Especial de Urgencias —hoy 061— se ocupa, dentro del sistema de asistencia primaria del INSALUD de cumplimentar los avisos a domicilio que se reciben fuera del horario de consulta de los ambulatorios. Está atendido por un personal —médicos, ATS— que se desplaza por la ciudad a bordo de unos vehículos utilitarios, de color blanco, con el logotipo del INSALUD en las portezuelas, que siempre se han conocido en el lenguaje coloquial sanitario con el nombre de *lecheras,* quizá por el color o vaya usted a saber, que esto de los nombres de argot es un asunto a veces de muy intrincado origen. Las dos historias que voy a contar le sucedieron al mismo médico, uno de estos que trabajaban toda la noche yendo de acá para allá con las famosas *lecheras,* conducidas por un chófer que solía ser además ATS por si la visita tenía que complementarse con algún tratamiento urgente de inyecciones, por ejemplo. Los coches iban provistos de una radio a través de la cual se recibían desde la central los nuevos avisos y de ese modo no era necesario volver cada vez al punto de salida.

El médico de estas historias, Pablo, simultaneaba su trabajo nocturno, de cuatro noches a la semana, con otro por las mañanas en un centro hospitalario. Aún no había leyes de incompatibilidades, ni falta que hacían porque lo que sobraba —hablo de hace treinta años— era trabajo. El cansancio se iba acumulando y en ocasiones era muy difícil vencer el sueño a base de breves cabezadas en el asiento del vehículo mientras éste callejeaba hasta su siguiente destino.

Era una noche de invierno madrileño, de esas en que se hiela hasta el aliento, y aquella *lechera* tenía además el pobre sistema de calefacción de los vehículos de la época estropeado, por lo que médico y conductor se arrebujaban con chaquetones y bufandas y de vez en vez sorbían una taza de café caliente que llevaban previsoramente en un termo. Aun así, a duras penas conseguían entrar en calor.

Aquel aviso, casi de madrugada, era en la casa de un matrimonio anciano en el que la mujer tenía fiebre y ataques de tos. Pablo subió hasta el piso —alto y sin ascensor, ya se sabe— con el frío de la noche blanqueándole las orejas y la punta de la nariz. Cuando se dispuso a explorar a la enferma cayó en la cuenta de que se había olvidado en el coche el fonendoscopio, que le era necesario en esos momentos. Como la idea de volver a bajar a la calle y subir de nuevo se le hacía odiosa, se le ocurrió recurrir al obsoleto sistema de *auscultación inmediata* del que ya he hablado en otro capítulo y que consiste en colocar directamente el oído sobre el cuerpo del paciente. Pensado y hecho. La mujer estaba sentada en el borde de la cama, ardorosa de fiebre y con la preocupación en los ojos. Pablo acercó una silla, puso sobre la espalda de la enferma un pañuelo, reclinó la cabeza sobre ella... y se quedó instantáneamente dormido. El sueño debió de durar unos instantes, los justos para que se despertara sobresaltado por el zarandeo y las voces del marido que contempló la escena con incredulidad primero y con tremendo enfado después. Pero es que, según vociferaba aquel hombre, Pablo hasta roncaba. Pocas horas más tarde, al terminar el turno de trabajo, el médico contaba a sus compañeros lo sucedido y exponía dos razones que a su juicio, si no justificaban, sí al menos disculpaban un tanto su esperpéntica actuación:

—¡Joder, yo tenía tanto sueño y la vieja estaba tan calentita...!

La siguiente historia tiene el mismo protagonista, Pablo, y un horario parecido, aunque los otros personajes son bien diferentes.

Un viernes por la noche, ya madrugada del sábado, fue requerido por un paciente cincuentón que había llamado al servicio de urgencia por sentirse gravemente enfermo. El hombre aquejaba, al ser visto por el médico, un cuadro de excitación con taquicardia y profusos sudores que fue desapareciendo en breves minutos tras la llegada del doctor que le tranquilizó. La causa de aquel padecimiento brusco no quedó clara y Pablo le recomendó que acudiera a su médico especialista de corazón en cuanto éste tuviera consulta.

—Adiós, buenas noches.

—Adiós, doctor, muchas gracias.

Justamente una semana después —mismo sitio, misma hora, como gusta decir José María Carrascal en sus despedidas televisivas— Pablo tuvo que acudir nuevamente a visitar a aquel paciente. El proceso que presentaba era también exactamente el mismo: excitación, taquicardia, etc., y la evolución benigna y rápida similar al viernes anterior. No había ido a su cardiólogo por algún problema de tiempo, según dijo.

Siete días más tarde, la misma historia. En esta ocasión el médico decidió investigar más a fondo las causas de tan peregrina y cronométrica dolencia. De modo que tras ceder la sintomatología con la facilidad de siempre se sentó junto a la cama e interrogó al hombre sobre las posibles causas que, en su mente de médico, podían conducir a un proceso semejante. El enfermo se azoraba por momentos, iba negando una por una las sugerencias sobre las que le preguntaban, y al final, vencido sin duda por la perseverancia del médico o cediendo a un impulso de sinceridad, confesó lo que hasta ese momento quizá creía inconfesable:

—Yo trabajo durante toda la semana, de lunes a viernes, desde antes de que salga el sol hasta la noche, sin parar. Y claro, cuando llego a casa los viernes pues me gusta salir a cenar con mi mujer y cuando volvemos pues ya sabe usted... una copita, dos copitas y acabamos en la cama haciendo el amor, pero claro, me excito demasiado y me pongo como usted me ve.

El médico, Pablo, que no tenía uno de sus días mejores, se puso bruscamente de pie, se encaminó a la puerta de la habitación guardando el fonendo en el bolsillo de la chaqueta y desde allí se volvió con cara de muy pocos amigos.

—Mire, caballero. Eche usted un polvo cuando quiera, los lunes, los jueves o los domingos, pero *a mí* no me joda más los viernes.

Y se marchó dando un portazo. Nunca más supo de aquel paciente, ni si cumplió su ultima y enérgica prescripción cambiando su rutina semanal o si desde entonces llamó todas las noches de los viernes a otro médico para que le resolviese la *taquicardia de fin de semana*. Este asunto de la sexualidad a calendario y hora fijos es muy habitual en nuestra sociedad, donde una buena parte de la población asocia el fin de semana con la idea de *cumplimiento* y no precisamente del precepto dominical. De modo que situaciones como la que acabo de narrar se tienen que producir en abundancia aunque no todas quizá con el mismo desenlace tragicómico.

Y hablando de desenlaces y de sexo, no se vayan a creer que siempre adquiere esa conjunción un tinte divertido. No; a veces discurre por vericuetos de tragedia y hasta de página de sucesos o de película del más acreditado cine negro, cuando no lo hace por los todavía más oscuros caminos de la patología psiquiátrica y la aberración insondable que puede alcanzar la mente humana.

Un «aviso» al que hemos tenido que acudir todos los médicos más de una vez en nuestros años de ejercicio, y al que volveré a referirme más adelante desde otro punto de vista, es el provocado por la muerte más o menos súbita de alguna persona. Ciertamente hoy día pocos son los que fallecen en su casa —al igual que prácticamente nadie nace en ella—, pues los hospitales han suplantado en nuestra sociedad al hogar en esa función de ser el ámbito donde el hombre termina su existencia. Pero ¿qué sucede cuando, además, el muerto *no está en su casa?*

Los médicos de urgencia, con muchos años de realizar ese trabajo, cuentan siempre algún caso en el que fueron llamados más que para certificar un fallecimiento, circunstancia que era evidente para el más profano, para solucionar el peliagudo enredo de qué hacer con aquel cadáver que no estaba donde debería estar.

El caso más frecuente es el de un hombre de mediana o avanzada edad —proclive, pues, a padecimientos graves e insospechados— que fallece en el curso de una relación sexual adulterina, clandestina, o por lo menos «oficiosa» por darle una denominación eufemística. El lugar puede ser una casa de citas, un burdel o, cosa bastante habitual, el domicilio de la mujer que comparte sus arrebatos eróticos. El primer problema se plantea cuando hay que comunicar al cónyuge la noticia; la llamada suele hacerla el propio médico investido para la ocasión de mediador imparcial. La respuesta obtenida al otro extremo del hilo telefónico puede ser muy variada: incredulidad, cólera incontenida que se descarga contra todos los actores del drama incluyendo al médico que actúa nada más que de mensajero, hasta la aceptación sosegada de un hecho que parece que se estaba esperando. La segunda cuestión es qué hacer con el muerto. Las normas sanitarias vigentes, la llamada, con una terminología poco agraciada, *policía sanitaria mortuoria,* establecen restricciones muy severas para que un cadáver pueda ser trasladado de un lugar a otro si no es directamente a los establecimientos tanatorios o a las dependencias judiciales forenses cuando existe la más mínima sospecha de que el fallecimiento ocurrió por causas no estrictamente naturales. La solución que se da en algunos casos bordea o transgrede paladinamente la legislación en aras de limitar lo más posible los ya de por sí desagradables trámites inherentes a todo fallecimiento. Consiste en procurar el traslado del cuerpo al domicilio propio como si el sujeto aún no hubiese fallecido, sino que se encontrara, eso sí, en un estado terminal. Esto exige, como es lógico, la connivencia entre el médico y un servicio de ambulancias, cosa que no se obtiene en la mayoría de los casos y con toda la razón por parte de unos y otros.

De modo que en la mayoría de las ocasiones lo obligado es certificar la muerte en el lugar donde sucedió, situación que origina la necesaria presencia posterior de los familiares, en este caso la esposa del infiel, en la «casa mortuoria» con el consiguiente y casi inevitable encuentro entre ésta y la mujer que asistió —y puede que inconscientemente contribuyó con su apasionamiento— a la muerte del marido. La escena, ya se pueden ustedes imaginar, sobrepasa frecuentemente con creces la descrita por cualquier escritor de dramas pasionales. El médico, por su parte, una vez cumplida su obligación profesional de extender el correspondiente certificado, y la ética de intermediar en un primer momento entre las partes en conflicto, suele optar por una discreta retirada de un campo de batalla en el que ya no tiene nada que hacer.

Con todo lo trágico que situaciones de este tipo representan no lo son tanto como otras de cuño parecido, pero que, como antes dije, se adentran en el oscuro mundo de la aberración, un hecho con el que inevitablemente debemos contar cuantos nos relacionamos con las vivencias personales del prójimo descarnadas, sin los tapujos impuestos por los convencionalismos sociales. Y quizá entre quienes más crudamente asistan a esa descarnadura estemos los médicos, porque la mayor parte de las veces somos solicitados precisamente en las situaciones límite de la existencia. Parece además que el médico debe estar curado de espanto ante los mayores disparates del comportamiento humano, inmunizado por su oficio para resistir impávidamente las más fuertes sacudidas de ánimo; cuando en realidad no es así, o no lo es siempre; el médico es un hombre o una mujer como cualquier otro, con sus escrúpulos y su alma en el almario, que recibe como los demás los golpes que le propina el contacto con la realidad más dura; pero, eso sí, procura y sabe disimularlos mejor que otros, aunque en su interior quede para siempre un amargor que la mayoría de las personas desconocen para su propia tranquilidad.

Casi cualquier comportamiento humano puede tomar dos caminos opuestos, precisamente en virtud de la libertad de elección que es el don más característico de nuestra especie y lo que nos diferencia de modo esencial de los otros seres vivos con los que compartimos existencia sobre la tierra. Esas dos vías son la sublimación y la aberración. El hombre es el único ser capaz de renunciar, mediante un acto de sublimación, al más primitivo instinto de conservación hasta el punto de quitarse el alimento para dárselo a otros, y es también capaz de dar la vida por los demás e incluso por algo tan en apariencia inconsistente como un ideal. Pero sin abandonar este instinto, la historia está repleta de ejemplos en los que hombres y mujeres, en estado de necesidad, han cometido hacia sus semejantes las más crueles sevicias sin importarles más que su propia supervivencia.

Sin embargo, el comportamiento que más a menudo está sujeto a esa doble desviación es sin duda el sexual. Aquí la sublimación iría desde el celibato voluntario a la castidad o a la más soportable temperancia en el uso de los órganos y las capacidades directamente ligados con la actividad sexual. Aun reconociendo, en un alarde de buena voluntad, que esa sea la tendencia más habitual entre personas de ambos sexos, el confrontamiento directo con la vida real nos permite comprobar que el número de casos en que el camino recorrido es el contrario es muy alto y, sobre todo, está en continuo aumento y con una creciente complejidad en sus manifestaciones. A todo ello tiene que asistir el médico en su recorrido domiciliario.

Se habla en algunas concepciones filosóficas de la existencia de un macrocosmos y de un microcosmos, siendo éste como un compendio en miniatura y dentro del hombre de todo lo que existe en aquél que estaría representado por el mundo en su más amplio concepto. Pues bien, en lo que atañe a esta parcela de la sexualidad a la que ahora me vengo refiriendo, el microcosmos por excelencia sería el dormitorio. Allí van a darse cita, en un apretado resumen, todas las posibles, casi infinitas, sugerencias que en cuanto a actividad sexual se presentan en el ámbito más universal de la sociedad. En ésta los estímulos son incesantes y se proclaman desde tribunas sedicentemente científicas hasta medios periodísticos o los más aparentemente inocuos anuncios y series televisivas que están al alcance de cualquiera, sea del nivel intelectivo o de la edad que sea. Ahí está la provocación subliminal o explícita; luego, la práctica se llevará a cabo en ese recinto paradigmático de la intimidad que es el dormitorio, hogareño, mercenario o de ocasión.

Los sucesos saltan esporádicamente a los medios de comunicación, y más hoy en que una buena parte del contenido de éstos está ocupado por programas «de impacto» en los que toda noticia truculenta tiene su asiento privilegiado. Con todo, estas referencias no son sino la punta del iceberg que se oculta en la profundidad de muchas vidas que, sin embargo, aparecen a la vista de los otros como absolutamente normales por cuanto su comportamiento en casi todas las demás actividades lo es.

La búsqueda del placer sexual, solo o en compañía, admite infinitas variantes, pero desde luego no todas se ajustan a lo que podríamos considerar, desde un punto de vista estrictamente médico y con extraordinaria amplitud de miras, como «normales». Muchas veces rozan los límites del riesgo vital y no es raro que en ocasiones los traspongan, con las trágicas consecuencias que son de suponer. Los médicos han de dar cuenta final de tales hechos, que suelen terminar en manos de sus colegas forenses, en las mesas de autopsias y en el juzgado.

Este libro se planteó en la imaginación del autor como una obra de entretenimiento y de relajada diversión para él mismo y, por supuesto, para los lectores, de modo que no me voy a extender en truculencias que amarguen esa primera y fundamental intención para convertirlo en una crónica de sucesos. Pero no puedo dejar de mencionar algunos hechos que completen ese panorama abierto con la visita que hemos iniciado a los acontecimientos de sórdido origen sexual de los que es testigo el médico.

Los mecanismos biológicos que confluyen para la obtención del orgasmo, o culminación del placer sexual, son extraordinariamente complejos, tanto en la mujer como en el hombre, pero muy especialmente en éste. Y no todos, ni muchísimo menos, están relacionados ni ubicados en los órganos propiamente genitales, sino a mucha distancia. Se ha afirmado siempre, y con razón, que el más importante órgano sexual es el cerebro o, por mejor decirlo, el pensamiento, puesto que en él se desarrolla todo o casi todo el proceso de elaboración de lo que luego será el acto sexual completo. Por eso, como el cerebro humano es asiento de tan gran cantidad de posibles aberraciones, surgen de él las ideas y los actos más sorprendentes. El *Kamasutra,* como ejemplo tópico y conocido, al menos de oídas, por todos, y cualquier otro libro de contenido erótico, desde los más explícitos en sus manifestaciones gráficas o escritas hasta los que se limitan a la mera sugerencia, no son sino estímulos de esa imaginación que reside en la mente para desde allí difundirse, por caminos tanto psíquicos como físicos, hasta el resto del organismo y en definitiva, claro es, hasta los órganos directamente implicados por la fisiología en la culminación del acto sexual. Ya cité la cada vez más frecuente presencia de cuadros o estampas eróticos a la cabecera de muchas camas con esa misma función estimuladora.

Entre la galería de los horrores habría que destacar una aberración que por desgracia aparece en las crónicas negras con una periodicidad preocupante; incluso hace unos pocos años saltó una noticia de este tipo a las páginas políticas de la prensa porque su protagonista había sido un destacado personaje público en la gobernación de una nación europea de primer orden.

Me refiero a la muerte de algunos individuos varones que para la obtención del placer sexual recurren a un procedimiento tan complicado como peligroso. Consiste éste en someter al cerebro a un periodo de falta de oxigenación. Entre los relatos medio fabulosos que han salpicado a lo largo de la historia las conversaciones picantes y subidas de tono, figura el de la eyaculación que tenían los ahorcados durante los momentos de su terrible agonía. De hecho, incluso existe una amplísima serie de leyendas en este sentido, la más conocida de las cuales es la que atribuye a esa eyaculación el nacimiento junto a los patíbulos de una planta, la *mandrágora,* poseedora de propiedades mágicas aplicables a un sinfín de circunstancias: salud, amor, poder, etc. Me he ocupado con amplitud de este tema en mi libro *Más historias curiosas de la Medicina* (Madrid, Espasa Calpe, 1998) y a él remito al lector curioso de estos detalles.

Pero lo que ahora quiero resaltar es que, efectivamente, la carencia transitoria de oxígeno en el riego cerebral puede, mediante complejos procesos fisiológicos, desencadenar un estado de erección y hasta una eyaculación. Pues bien, algunos hombres se provocan este proceso comprimiéndose los vasos sanguíneos del cuello mediante una auténtica estrangulación o metiendo la cabeza en una bolsa de plástico. En ambos casos esperan tener el aplomo y la consciencia necesarios para aflojar la ligadura o desprenderse del cubrecabezas en cuanto hayan obtenido el orgasmo. Lo que sucede es que semejante barbaridad suele fallar, el sujeto pierde la conciencia y la cosa ya no tiene remedio.

Los archivos forenses guardan estos casos, pero ha solido ser el médico de urgencias quien los ha encontrado en un primer momento. Son situaciones aberrantes, sí; pero también una muestra más de lo terrible, torturante y sobrecogedora que puede ser la soledad humana cuando no se disipa en ninguna actividad creadora sino que se limita a la autocontemplación y la búsqueda de extravagancias.

Y ahora cambiemos el gesto. Al hablar de sucedidos durante la visita domiciliaria tendremos que seguir haciéndolo de desenlaces letales, pero vamos a buscar otros casos que, sin perder el tinte dramático que es inseparable de la muerte, nos permitan por lo menos soslayar aspectos tan desagradables como los que acabamos de ver.

En nuestra sociedad se dan muchas paradojas, la mayoría de las cuales no tienen fácil explicación como no sea recurriendo a introducirse con vocación y disposición espeleológicas en las más insondables profundidades del alma humana; pero ese no es ahora nuestro propósito, de modo que tendremos que aceptar las cosas con su enigma adherido. Una de tales paradojas es que mientras a través del cine, la televisión o la prensa escrita asistimos cotidianamente a un sinfín de muertes violentas, ficticias o de la más cruda realidad documental, que están sucediendo lejos de nuestra proximidad, la muerte de quienes tenemos cerca se ha declarado un asunto tabú; no la muerte en sí, porque ésta es una realidad inexcusable con cuya permanente conciencia convivimos durante toda la vida aunque poseamos poderosos medios psicológicos de guardarla en lo más profundo del almario; lo que se ha querido desterrar es el espectáculo de esa muerte. Así, comprobamos que hoy casi nadie muere ya en su hogar si no es por un acontecimiento inopinado. El enfermo en fase terminal se traslada a cualquier centro sanitario y allí fallece, a veces, sí, con la compañía de sus familiares y allegados, pero otras muchas en esa fría y aséptica soledad de los hospitales, con los suyos en una sala de espera contigua. Las condiciones actuales de vida, de trabajo y ajetreo casi permanentes y de múltiples compromisos sociales de mayor o menor envergadura y verdadero interés, no son, desde luego, las más apropiadas para poder prestar una adecuada atención a un enfermo en estas circunstancias en la propia casa; edificio que, además, tampoco reúne por lo general condiciones de habitabilidad suficientes para acotarlos aún más con una dependencia exclusiva para el enfermo que requiere cuidado intensivo.

Ciertamente tampoco nace ya nadie en el hogar y las *maternidades* son hoy edificios anexos o integrados en los hospitales a donde acuden las mujeres a punto de alumbrar y de donde salen en tres o cuatro días con los chiquillos perfectamente atendidos. Pero con todo, y sin negar ni por un momento las enormes ventajas sanitarias de este tipo de atención, lo verdaderamente curioso es que se ha desprendido al hogar de dos de sus milenarias funciones: ser el lugar donde se viene a la vida y donde ésta se despide. Signos de los tiempos que se han de aceptar tanto por ventajosos como por irreversibles. He repetido en numerosas ocasiones una consideración que siempre me viene a la cabeza cuando consigno este hecho. Nuestras ciudades se adornan ahora con multitud de lápidas en las fachadas de los edificios donde consta que allí nació o allí murió un personaje de la historia o la cultura; proliferación de mensajes que contribuye a elevar el nivel cultural de todos los habitantes si es que éstos se entretienen en su pausada lectura mientras callejean. Pero de aquí a un tiempo habrán de ser los hospitales los que dispongan de una amplias galerías en donde colocar esas lápidas: «En este hospital nació el insigne don Fulano de Tal o aquí falleció el eximio don Mengano de Cual». En el gran hospital donde yo trabajo, uno de los mayores de Europa, he hecho la propuesta pero no parece que por ahora estén sus gerentes muy sensibilizados a atender mi sugerencia que me parece muy lógica.

La joven médico, quince días apenas de titulación, fue requerida en un domicilio porque la madre de la familia había sufrido algún tipo de crisis cardíaca. La casa estaba abarrotada de hijos e hijas de la paciente, de sus cónyuges, los nietos y un buen puñado de vecinos que se habían apresurado a acudir a las angustiadas voces. La mujer, extraordinariamente obesa, estaba sentada en un gran butacón de orejas, o, habría que decir mejor, encajonada por su corpulencia entre las estructuras del asiento, desmadejada, con la cabeza caída sobre el pecho y, sin ningún género de dudas, muerta. La muerte le había sobrevenido mientras contemplaba la televisión, cuyo aparato, a pesar del tiempo transcurrido, seguía mostrando con total indiferencia un programa de variedades y nadie se había preocupado de apagarlo, detalle que contribuía aún más a lo esperpéntico de la escena. Los asistentes gemían, lloraban o, más a las claras, lanzaban profundos alaridos de dolor mientras pululaban como un enjambre enloquecido por el limitado recinto de aquel cuarto de estar. Y la doctora en medio de esa especie de vorágine, sin saber qué hacer una vez que dictaminó el fallecimiento. La acosaban a preguntas unos y otros sin dejarla salir de allí, preguntas a las que ella, que era la primera vez que veía a la mujer, pues no era paciente suya, no sabía cómo responder; había extendido el correspondiente certificado con los datos de varios informes clínicos que le proporcionaron, pero su labor profesional había concluido. Además, una íntima desazón le recorría el cuerpo porque aquel era el primer muerto con el que se enfrentaba «a solas», no con el cortejo académico y compañeril de sus recientes años de estudio, y esa primera vez siempre impresiona. Pasaba el tiempo y había que marchar, que aún restaba mucha noche de servicio y sabe Dios lo que la depararía el destino si el turno había comenzado de esa manera.

De pronto, en la mente de la doctora un pensamiento se abrió paso con creciente apremio. ¿Cuántas horas llevaba aquella mujer muerta en la postura que aún mantenía, encajada entre los brazos del butacón? Dos o tres como poco, dedujo del tiempo que había tardado en recibir el aviso, llegar a la casa y el larguísimo que hacía que estaba entre aquel maremágnum de drama familiar y vecinal. En esa caso, ¡horror!, se estaría iniciando el proceso natural de rigidez en el cadáver y eso, junto con el desbordante volumen de la difunta, iba a dificultar su traslado a una cama, lugar desde luego mucho más apropiado para la situación. Y efectivamente, la doctora no se había equivocado. Todos los intentos para levantar el cadáver de la butaca se demostraron infructuosos; no había fuerza humana para desencajarla, ni tirando entre varios hombres. La escena se la pueden ustedes imaginar; la médico que la vivió no la podrá olvidar jamás. ¿La solución?: más esperpéntica todavía. Entre varios familiares cargaron la butaca con su fúnebre ocupante y en volandas la transportaron por los estrechos pasillos, como un trono de Semana Santa por las callejuelas de un pueblo, hasta el dormitorio, y una vez allí... la volcaron sobre la cama golpeando fuertemente en el respaldo hasta que, por fin, cayó el cuerpo, que se quedó boca abajo en una postura grotesca, con las rodillas dobladas, la cabeza en posición inverosímil y el obeso tronco oscilando hasta vencerse hacia uno de los lados. Mi colega no quiso ver más y salió literalmente corriendo de aquella casa con el ánimo sobrecogido. Eso no se lo habían enseñado en las clases de la facultad ni se le habría ocurrido imaginarlo al más alucinado profesor.

Y hablando de posturas, vean qué divertida situación se suscitó por la adopción de una de ellas.

En medicina se denomina posición de *decúbito prono* a aquella en que el cuerpo reposa sobre su parte delantera, es decir, cuando está boca abajo; y es *decúbito supino* la contraria, apoyado sobre la espalda. Pero lo común es hablar de postura *boca arriba* o *boca abajo* que, parecería, son términos que entiende cualquiera sin dificultad. Pero esto no siempre es así.

El médico que acudió a una casa rural encontró a un viejo paciente que yacía de lado, acurrucado por el dolor, con la compañía de su mujer sentada al borde de la cama. El doctor se dispuso a explorarlo y le pidió que se colocara *boca arriba*. Aquel hombre sin modificar su actitud le miró con ojos extrañados.

—¿Cómo que boca arriba? ¿Eso cómo es?

—Pues boca arriba, ¿cómo va a ser?

El viejo parecía seguir sin entender lo que el médico le ordenaba y no era porque el dolor le impidiera adoptar la postura requerida, sino que con la mayor ingenuidad no acertaba a saber qué era «poner la boca arriba». La esposa supo encontrar las palabras adecuadas que arreglaron la situación.

—Eutimio, lo que el doctor dice es que te pongas *de memoria*.

Y de inmediato el hombre se dio la vuelta, quedó en perfecto decúbito supino, completamente estirado de piernas y tronco y con los brazos flexionados y las manos cruzadas sobre el pecho. *De memoria* quería decir para aquellas gentes ¡la postura de los muertos!; con todo lo gracioso del asunto la cosa no deja de tener un sugestivo interés en cuanto a la antropología cultural, puesto que significa la pervivencia en ámbitos sociales muy aislados de términos ya olvidados en la mayoría de los demás sectores de la población. En efecto, la *memoria,* el *memento* latino, es un concepto que secularmente estuvo unido a la muerte y, sobre todo, a la representación que del ser humano muerto guardaba la sociedad. Son los monumentos sepulcrales de casi todas las culturas en los que la figura del difunto aparece en esa concreta postura yacente, y da lo mismo que lo haga con alardes escultóricos o pictóricos o con apenas unos trazos ideográficos, como vemos en tumbas muy primitivas en los más distantes lugares del mundo.

La Organización Mundial de la Salud (OMS) define la salud en el preámbulo de su Carta constitucional con unas largas frases en las que se incluyen tanto datos positivos (bienestar, correcta alimentación, normal funcionamiento orgánico) como otros que pudiéramos llamar negativos (ausencia de enfermedad, etc.). Todo eso está muy bien, queda un poco prolijo cuando se lee en los documentos pero, sobre todo, obedece a la auténtica dificultad que cualquier persona, y por ende cualquier institución, va a encontrar para establecer una definición breve, concisa y exacta de lo que es la salud. Ni siquiera estamos seguros de que el concepto y, sobre todo, la vivencia de salud sea uniforme y comparable para todos los individuos. Desde luego que entre el achacoso y el rozagante existen una infinidad de estadios intermedios en los que se podría hablar con cierta objetividad de *estar sanos* o, si se quiere, de *no estar enfermos,* pero es más que dudoso que todos los hombres y mujeres que estén en cada uno de ellos se dieran a sí mismos igual puntuación si estuvieran en la tesitura de hacerlo. En el fondo, la cuestión radica en que la salud, como cualquier otra vivencia humana, consta de un mínimo componente físico y de un extraordinariamente mayor componente psicológico o, mejor dicho, anímico. Las llamadas enfermedades psicosomáticas, aquellas en las que lo psíquico influye en el origen, desarrollo y mantenimiento de lo orgánico, llenan tratados completos de patología y todo médico sabe que una buena parte de lo que sufre cada paciente está modulado en ese pequeño espacio que va desde las cejas al nacimiento del pelo. Por otro lado, lo que cada cual entiende por buena salud es a veces sorprendente.

En una de mis visitas domiciliarias asistí a un hombre que padeciendo una enfermedad poco importante se encontraba muy decaído de ánimo, algo que me resaltó su esposa con gran énfasis. Le puse un tratamiento y en una segunda visita pude comprobar cómo la enfermedad, lo que yo creí que era *toda* la enfermedad, había desaparecido. Así se lo comuniqué al matrimonio, pero frente al silencio del hombre, la esposa me dijo:

—No, doctor, todavía no está curado.

—¿Cómo que no, mujer? Yo le encuentro perfectamente y ya puede hacer vida normal.

—No, no, doctor, todavía no está curado.

Aquella insistencia en el *todavía* reconozco que me molestó porque parecía invalidar mi acierto diagnóstico y terapéutico.

—Pues yo le encuentro ya como un roble. Pero si se quedan más tranquilos, puede seguir unos días más de convalecencia. Ya me informará usted.

Creí advertir una mirada huidiza en el hombre y algo así como un repunte de rubor que se le asomaba al rostro, pero no le di importancia en ese momento y cuando me vino más tarde a la memoria lo achaqué a un sentimiento de vergüenza por rehuir con aquella excusa la reincorporación a las obligaciones laborales.

A la semana entró la mujer en mi consulta para solicitar el preceptivo parte de alta laboral porque su marido ya había ido a trabajar esa mañana.

—Entonces, ¿ya está curado del todo?

—Ahora sí, doctor. Ahora sí —la mujer lo decía con aplomo de absoluta seguridad, una amplia sonrisa en los labios y hasta, según me pareció, un cierto aire de desfachatez en el ademán y en la voz.

—Y eso ¿cómo lo han sabido ustedes?

—Pues, ¿cómo ha de ser?, lo natural. Usted mucho decir que mi marido estaba curado, pero yo le conozco mejor. Y anoche, por fin —la sonrisa de la esposa se hizo más grande—, *cumplió*. Ahora sí que está curado de veras.

Así pues, para aquel matrimonio, en especial para su mitad femenina, la salud radicaba en el perfecto y preceptivo *cumplimiento* del débito conyugal. Algo que a los sesudos científicos y políticos que diseñaron la estructura y los fines de la OMS seguramente no se les pasó por la imaginación y que tampoco se hubieran atrevido a dejar plasmado de forma tan explícita en los documentos oficiales.

Algo parecido se deja entrever en el siguiente caso, una opinión también muy particular sobre el perfecto estado de salud.

Entre los domicilios que debía visitar con frecuencia durante un largo periodo de ejercicio en un barrio suburbial de Madrid, todo él configurado por modestas y artesanales viviendas unifamiliares, una estaba habitada por un extraño matrimonio. Ambos jóvenes; ella una gitanilla morena, graciosa de cara y pizpireta de ademanes; él, un muchacho de profesión mecánico, pero cuya pasión principal era la práctica del culturismo. La menguada casa estaba toda llena de trofeos y sobre todo de fotografías, recortadas de revistas o de catálogos, en las que aparecían musculosos individuos en esas poses tan características de quienes practican esa actividad gimnástica: con la piel brillante, los músculos hipertrofiados y las venas resaltando hasta extremos grotescos o repulsivos. En algunas de aquellas estampas, el retratado era el marido durante sus actuaciones en concursos o, simplemente, en actitud de exhibición.

Aquel matrimonio, por su edad, no solía sufrir demasiadas enfermedades de las que obligan al médico a ir hasta la casa, de modo que no los visitaba de forma habitual como a otros del barrio, pero siempre me pareció que la salud de ambos, sobre todo la del cuidadísimo marido, era excelente salvo por procesos banales como alguna gripe o cosa parecida. En la casa vecina, separada de aquélla por un estrecho corralillo donde triscaban cuatro cabras, picoteaban la basura una docena de gallinas casi desplumadas y crecían unas cuantas flores plantadas sobre viejas latas de conserva a guisa de maceteros, vivía otro matrimonio de muy distinta condición. Más maduros de edad; ella sin ningún signo característico y él un sujeto que teniendo como oficio el de peón de la construcción urdía frecuentes dolencias para quedarse en casa: dolores de espalda, agudas molestias digestivas, jaquecas, etc. Una retahíla de enfermedades más propias de un individuo valetudinario que de un hombre todavía en la sazón de la edad. Pero lo cierto es que pasaba en la comunidad del barrio, donde todos se conocían aunque no se tratasen en confianza, por un enfermo crónico, casi casi como un inválido.

Pero un buen día saltó la sorpresa que conmovió el hasta entonces apacible ritmo de vida de aquella comunidad. La gitanilla se había fugado con el albañil achacoso dejando plantado al musculoso marido. Sin duda, para aquella jovencita la salud, el auténtico buen estado físico, residía en algún punto de la anatomía varonil que el impresionante culturista que dormía a diario en casa no debía de tener suficientemente desarrollado.

Sin salir siquiera de aquel barrio traigo otro ejemplo de salud entendida al modo muy particular de cada individuo. Era rara la semana en que no tenía que acudir una o dos veces a otra casilla, ésta poco más que una chabola con apenas unos muretes de adobe y de ladrillo de desecho y las cubiertas de chapa metálica o de uralita que declaraba a la legua su anterior utilización en otro lugar de donde muy probablemente había sido sustraída para su uso actual. Allí el enfermo que requería reiteradamente mi presencia era también un joven, de no más de veinticinco años de edad. El interior de la vivienda era una sola habitación que hacía las veces de dormitorio, cuarto de estar y cocina, todo ello en condiciones extremas de precariedad y hasta de miseria, incluida la cama desvencijada donde entre poco más que harapos yacía el paciente. Todo, sin embargo, no era realmente así. Frente a esa cama, junto a los pies de la misma, se apilaban literalmente, puestos uno encima de otro, tres objetos que contrastaban espectacularmente con el conjunto de pobreza que se respiraba en el resto del recinto: un enorme frigorífico, un colosal aparato de televisión y un equipo estereofónico de música; una verdadera torre de instrumentos para el bienestar. Aquel muchacho estaba realmente enfermo, pero siempre me pareció que no hubiese cambiado su situación doliente en aquellas circunstancias por su traslado a un centro hospitalario, ni mucho menos por un alivio eficaz de su dolencia que le obligara a abandonar la casa para acudir a un trabajo. Estaría enfermo, sí, pero qué importaba si tenía a su más inmediato alcance semejante cúmulo de *comodidades*.

La influencia de la televisión en todos los ámbitos del comportamiento humano es quizá uno de los hechos más incontrovertibles de las últimas cuatro o cinco décadas en todo el mundo y de forma posiblemente muy especial en la sociedad española. La televisión se ha transformado en oráculo, maestro, director espiritual, confidente y hasta padre, madre o cónyuge para la inmensa mayoría de nuestros compatriotas. La *aldea global* que aventuró el teórico Mac Luhan y su aforismo más significativo, *el mensaje es el medio,* se han hecho realidad a través de esa pequeña pantalla que muchos llaman *caja tonta,* pero que quizá fuese más exacto denominar como *caja tramposa* porque mucho de lo que desde ella nos bombardea está viciado de falsedad —inconsciente en algunos casos, pero dolosa en su mayoría— y, sin embargo, se acepta acríticamente por la mayoría de los espectadores. Pero este libro no quiere ni puede ser un memorial de agravios contra el medio de comunicación universalmente triunfante; hemos de aceptar las cosas como son; lo que sí es posible es encontrar en esa influencia tremenda el argumento de alguna situación divertida.

Entre la amplia programación televisiva siempre han tenido una aceptación especialmente buena las películas o las series sobre temas médicos, con protagonistas de este oficio y el relato de casos más o menos dramáticos de enfermedades y enfermos. Los responsables de las empresas de televisión saben esto muy bien y se preocupan de que en sus *parrillas* no falte alguno de tales programas: el éxito está asegurado. Y esto ha sido así desde el principio de la expansión televisiva; lo único que ahora ha cambiado son los ambientes en que se desenvuelven los personajes cinematográficos, acordes con cada momento de la sociedad televidente, pero los asuntos tratados, la caracterización de los protagonistas y el dramatismo de las situaciones siguen siendo similares en casi todo.

Hace casi treinta años, cuando yo comencé a ejercer mi profesión en el duro trance de los avisos domiciliarios nocturnos, hacían pasar en televisión española —entonces no existía más que un canal y gracias— dos series de origen norteamericano tituladas *Marcus Wellby, Doctor en medicina,* cuyo protagonista era un maduro médico rural de aquella nacionalidad acompañado de un joven y atractivo ayudante, y la otra *Doctor Gannon,* ésta situada en su acción en un hospital y con el actor principal, un médico cirujano, interpretado por un galán que arrebataba tras de sí a los miembros femeninos del reparto tanto como a las mujeres de cualquier edad que contemplaban la serie desde las butacas de su hogar en esta España tan alejada por tantos conceptos del país en que se desenvolvía la acción ficticia. Para que ustedes se hagan una idea de la influencia tan enorme que ambas series televisivas tuvieron en nuestra sociedad, les diré que durante el tiempo que duró su emisión, algo más de dos años, el número de alumnos matriculados en las facultades de medicina de toda España se triplicó en relación con años anteriores. Ciertamente muchos de esos estudiantes dejarían los libros a la primera o segunda de cambio, pero desde luego los que alcanzaron la licenciatura se encontraron con una realidad profesional harto diferente a la idealizada que presentaba la televisión. No obstante, es todo un dato significativo.

Pues bien, la población televidente española, que era entonces muy inferior en número a la actual, se tomaba tan en serio los argumentos peliculeros que todo lo que allí aparecía era artículo de fe, tanto en el modo de comportarse los médicos como, lo que ahora me importa más señalar, en lo que se refiere a las situaciones patológicas que los guionistas habían ideado para el capítulo correspondiente. Y aquí encaja la anécdota que les voy a narrar, que sería jocosa si no fuera por el mal rato y la angustia que hizo sufrir a su protagonista en *la vida real,* en este caso un médico bisoño con la inseguridad propia de su escasísima experiencia: yo mismo.

Era una noche calurosa de verano; el curso se había terminado a finales del mes de junio, de modo que esto podía estar sucediendo en agosto. En una callecita del más céntrico y típico Madrid me tocó subir hasta la vivienda semiabuhardillada en la que vivía completamente solo un anciano matrimonio; el calor era agobiante y la ropa se quedaba pegada al cuerpo por el sudor del clima y el de la escarpada subida hasta aquel alto domicilio. El paciente, el marido, ardía de fiebre en la cama y su mujer trataba a duras penas de bajarle la temperatura con paños de agua y de alcohol puestos sobre la cabeza y el pecho. Después de explorarlo aventuré un diagnóstico —tampoco mis conocimientos daban en aquel momento para muchas certezas—; prescribí unos comprimidos contra la fiebre, un antibiótico, y me puse en pie para marcharme. Aquella fue, por cierto, una de las ocasiones, a las que ya me he referido en estas mismas páginas, en que recibí el honroso y significativo trato de que se me ofrecieran jabón de olor y toalla limpia para lavarme las manos en el humildísimo aseo de lo que era poco más que un zaquizamí.

Mientras me secaba, la anciana mujer quiso saber algo más de la dolencia de su marido, y bien porque no supe responderle con demasiada convicción o porque me notara —lo que no era nada difícil— la bisoñez en la cara y en la actitud, se propuso ayudarme y para ello me hizo una sugerencia diagnóstica.

—Esto de mi marido ¿no será una Fiebre de las Montañas Rocosas?

Me quedé espantado. ¡Dios mío! La Fiebre de las Montañas Rocosas es una exótica enfermedad presente en algunas regiones de Norteamérica, de ahí su nombre, que en los libros de medicina europeos, en los que yo había estudiado toda mi carrera, figuraba descrita en algún capítulo marginal y en «letra pequeña», casi como una mera curiosidad científica. La enfermedad me sonaba, pero tan de refilón como para sólo recordar su nombre, no desde luego sus síntomas ni mucho menos su posible tratamiento. Esbocé una excusa, «no creo, señora, no creo, pero la evolución nos lo dirá», y marché deprisa escaleras abajo.

Llegué a mi casa y me lancé vorazmente sobre los libros en busca de todo lo que pudiera encontrar de ese padecimiento, pero, como ya imaginaba, allí no había casi nada. La angustia me atenazaba. ¿Se me había escapado el diagnóstico correcto?; ¿tendría efectivamente aquel paciente una Fiebre de las Montañas Rocosas?, y, sobre todo, ¿cómo podía aquella humilde mujer sospechar siquiera ese diagnóstico que a todo un médico ni se le había ocurrido? ¡Vaya éxito!

Afortunadamente la solución llegó pronto. Cuando poco después comentaba con alguno de mis familiares tan extraño sucedido, me explicaron que esa misma noche, mientras yo andaba por las calles de aviso en aviso, se había proyectado en la televisión un capítulo de una de esas películas norteamericanas, la del médico rural con ayudante guapo, en donde sus protagonistas habían atendido con la mayor solicitud y el mejor éxito un caso de la dichosa enfermedad en un paciente de edad avanzada que, como el mío de la buhardilla, ardía de fiebre sin que otros colegas hubiesen acertado con el diagnóstico. La televisión como única o principal fuente de información hasta en sus programas de entretenimiento me había jugado una mala pasada.

El suicidio, o su intento, ha sido también motivo de algunas llamadas urgentes. Yo he vivido personalmente dos en circunstancias y con características muy distintas, pero que me parece oportuno relatar en este capítulo de la visita domiciliaria. Uno provoca la risa, el otro aún me evoca escalofríos.

Estaba pasando consulta en un pequeño edificio adaptado con espartana parquedad para esa función en ese barrio marginal al que ya antes he hecho alusión en estos recuerdos. Los pacientes iban entrando y saliendo sin que la tarde hubiese tenido hasta ese momento ninguna novedad digna de destacar. En eso, entró subitamente en el despacho una joven con los rasgos desencajados, y a voz en grito me dijo:

—¡Corra, por Dios, doctor, que mi padre se está suicidando!

Lógicamente me levanté de un brinco, agarré el maletín que tenía sobre la mesa y salí corriendo tras aquella mujer dejando abandonados y boquiabiertos a los todavía numerosos pacientes que aguardaban su turno en la improvisada sala de espera.

La asustada demandante había comenzado a correr hacia su casa, situada a unos quinientos metros del consultorio y con un terreno de campo baldío entremedias, y yo no me entretuve en coger el coche que tenía aparcado en la puerta, sino que corrí tras de ella hasta darle alcance hacia la mitad del recorrido. Jadeábamos los dos, yo quizá más que ella porque no poseo ninguna disposición física ni de voluntad para la práctica de este tipo de ejercicios. Pero entre el resuello que me oprimía el pecho quise preguntar qué era lo que estaba haciendo el suicida en cuyo auxilio íbamos; trataba de hacerme una idea de lo que me encontraría al llegar para ir preparando mi actuación médica.

—¿Se ha tomado algo?, ¿se ha cortado las venas?, ¿qué hace?

—Se está dando golpes en la cabeza con un botijo.

Frené en seco la alocada carrera.

—¿Con un botijo? Y ¿qué pretende con eso?

—Pues ya le digo, matarse, anda mal de la chaveta y hoy ha dicho que se quiere matar.

Llegado hasta aquel punto del camino y de la situación que de pronto se me venía a la imaginación como más propia de un sainete que de la realidad, decidí continuar hasta la casa pero ya a paso normal para así además recuperar el funcionamiento regular del pulso y los pulmones. Encontré al *suicida,* en efecto, sacudiéndose testarazos con un botijo de aquellos blancos, de fuerte y poroso barro, con buen ritmo y mejor disposición mientras exclamaba a cada golpe: «¡Me mato, me mato!». Pero lo más desternillante del caso era que a pesar de aquella tan manifiesta determinación suicida, el botijo conservaba su total integridad, escupiendo gotas de agua por sus dos pitorros en cada sacudida, mientras la frente del hombre mostraba un notable y progresivo enrojecimiento. Nunca supe si en el fondo aquel sujeto carecía de verdaderas ganas de matarse o si la excelente artesanía de nuestros ceramistas botijeros había demostrado ser superior a la dureza de un cráneo humano. Desde entonces, eso sí, cada vez que veo uno de esos botijos, tan típicos aún en muchos hogares españoles, sobre todo en los rurales, me acuerdo de mi frustrado suicida y no puedo reprimir que una sonrisa, difícil de explicar a quien me la sorprenda, aflore a mis labios.

Otra visita, esta vez nocturna, en la inminente madrugada, durante un trabajo que abarcaba una amplia zona del callejero de Madrid, me llevó hasta un piso desde donde se había recibido el angustioso mensaje de una mujer anunciando que acababa de ingerir un número considerable de comprimidos sedantes con ánimo de matarse, pero en un brusco destello de lucidez había comprendido la gravedad de su acto y solicitaba ayuda con desesperación. Eran tiempos, habrá que repetirlo para que se entiendan mejor las situaciones, en que no existían como ahora los servicios de asistencia urgente atendidos por vehículos perfectamente dotados de todos los medios, incluidos procedimientos de UVI móvil; la atención en todos los casos la dispensaba un médico solitario sin más ayuda que su escueto maletín y la única posibilidad de reclamar el envío de una ambulancia al domicilio cuando, vista la situación del enfermo, se requería su evacuación urgente a un centro sanitario.

Me encontré la puerta de la vivienda abierta y en su interior, echada sobre una cama con todas las ropas revueltas, a una mujer joven, de facciones desgarradas y rostro hinchado por el llanto que la abrumaba seguramente desde varias horas antes. Allí no había nadie más, ni familiares ni amigos ni vecinos de esos que acuden a cualquier revuelo. Aquella mujer no debía de haber protagonizado ningún escándalo ni hecho ruidos desacostumbrados ni había llamado a nadie en su ayuda, sólo al médico.

La primera medida que hay que tomar ante una persona que ha ingerido un producto somnífero en altas dosis es precisamente evitar que éste haga su efecto, que por la cantidad puede ser irreversible; es decir, hay que mantenerle despierto como sea. La segunda actitud debe ser prácticamente simultánea con la anterior: hay que procurar que vomite para que elimine los restos del tóxico que aún puedan quedar en el estómago. Y todo eso lo tenía que hacer yo solo mientras pensaba además cómo llamar por teléfono pidiendo urgentemente una ambulancia. Di unas cuantas voces solicitando ayuda a quien pudiera oírme, pero aquella casa de vecindad parecía estar deshabitada o quizá quien me escuchase prefirió hacer oídos sordos antes que verse comprometido en algún asunto que ni le iba ni le venía. Así pues, habría que multiplicarse.

Incorporé a la mujer de la cama y la sostuve en pie, aunque su tendencia era a caer desmadejada por los intensos efectos que el somnífero ejercía ya sobre su cerebro. La medio arrastré hacia el cuarto de baño y abrí la ducha metiéndole la cabeza bajo el chorro de agua fría; como aquello no parecía bastante, terminé por empujarla más con lo que yo mismo recibí sobre mi cuerpo una buena rociada. Entreabrió los ojos mirándome asustada; la conciencia neblinosa de la intoxicación no le permitía hacerse cargo de la situación. Como noté que nuevamente se adormilaba no se me ocurrió otra solución que comenzar a darle sopapos en la cara con una mano mientras con la otra sostenía su cuerpo tambaleante. Yo no sé las bofetadas que pude darle, pero debieron ser muchas porque horas después me dolía la mano. Sin embargo, con aquel drástico y sin duda brutal sistema logré que se espabilara lo suficiente como para dejarla sentada en una butaca y proceder a la segunda fase del tratamiento de urgencia. Hice una llamada brevísima a la ambulancia y busqué la cocina, encendí fuego y tras un registro sumario de armarios y anaqueles encontré café y sal, los mezclé y los puse a cocer en una cacerola que andaba por encima del fregadero. Aquella infusión resultaría realmente vomitiva y esa era mi intención. Llené con ella un gran tazón y volví a donde había dejado a mi paciente, que otra vez estaba cayendo en un ominoso sopor. La obligué a la fuerza a beber varios tragos de la pócima caliente, ardiendo, y tal como esperaba no tardó en comenzar con fuertes arcadas que desembocaron en violentos vómitos que ella acompañaba de gemidos y lamentaciones.

Pero la situación empezaba a estar controlada, ahora sólo había que esperar la llegada de la ambulancia. Cuando el personal de ésta se hizo cargo de la mujer y emprendió su rápido y ululante camino hacia el hospital, yo monté en mi coche y la seguí hasta el cuarto de urgencias; como tardé más que ellos, al entrar en la sala hospitalaria la enferma ya estaba rodeada de asistencias, con una sonda a través de la boca y nariz para practicarle un correcto lavado de estómago y con un suero fluyendo por las venas del antebrazo. Mi misión había terminado; di media vuelta y salí al aire de la madrugada. Es uno de los casos que mayor satisfacción sentí de haber hecho las cosas bien y de haber, sin ninguna duda, salvado una vida. Aunque sólo entonces me di cuenta de que estaba empapado de agua y con los pantalones llenos de vómitos y de manchurrones de café salado.

Y para terminar este capítulo de las visitas domiciliarias guardo una de las anécdotas más divertidas, que no todo van a ser dramas y situaciones de angustia, sino que hay tiempo y ocasión también para la risa sin paliativos. Aquí se trata además de hacer un ejercicio de humildad, una confesión de que nunca, en ninguna circunstancia, conviene pasarse de listo ni hacer alarde de saberes o habilidades que no vengan a cuento en el preciso instante en que se debe estar a otra cosa. Algo así, en román paladino, como que no debe uno meterse en camisa de once varas. Vaya la historia.

Terminada mi visita a un pequeño paciente, salía yo de la habitación del enfermo acompañado de su madre, cuando al pasar por el salón de la casa mi vista se fijó en un viejo reloj que colgaba de una de sus paredes. Era un instrumento imitación de ciertos aparatos de relojería renacentista, hechos de madera, con muy pocas piezas, una sola saeta y dos piedras de río que colgando de unas cuerdas cumplían la misión de pesas para mantener el movimiento del mecanismo. Casualmente poseía yo en mi casa un reloj igual que había montado con mis manos, por lo que conocía bien cada pieza y cada ensamble entre todas ellas. Pero el de aquel salón estaba parado, su sistema de péndulo permanecía inmóvil y ese detalle me hizo acercarme con curiosidad. De una primera ojeada comprobé que uno de los ejes rotatorios se había salido de su sitio y por eso se desequilibraba toda la maquinaria hasta impedirle el movimiento. Ante la sorpresa de mi acompañante, alargué los brazos, desmonté en un instante la pieza incorrecta y la volví a poner en su debida posición, con lo que el reloj comenzó de inmediato a funcionar con su rítmico toc-toc de los engranajes de madera.

La madre del niño no hizo ningún comentario, se limitó a darme las gracias y me despidió en la puerta. Yo mismo no volví a pensar en el asunto que había ocurrido de forma absolutamente impremeditada y como un automatismo de maniático más que como acto de voluntad.

Pero unas semanas más tarde tuve que volver al mismo domicilio para atender a otro de los hijos de aquella familia. Esta vez la madre, mientras me acompañaba a la salida, me hizo torcer por el pasillo y me encontré en la cocina de la vivienda. «Iré a salir por la puerta de servicio», pensé. Pero no. La mujer se detuvo, se volvió hacia mí y con su más encantadora sonrisa me dijo:

—Tengo la lavadora estropeada hace tres días. ¿No le importaría a usted echarle una ojeada?

Mi impulso en arreglar aquel viejo reloj sin más encomienda que mi curiosidad me había hecho aparecer ante los ojos de un ama de casa no sólo como médico de sus hijos, sino como un acreditado «manitas» capaz de solventar cualquier avería en el ajuar doméstico.

—Lo siento, señora —contesté—, pero no tengo experiencia en electrodomésticos, no los trabajo. Le recomiendo que llame a un servicio técnico o a un fontanero. Buenos días.

III
EL HOSPITAL

Las urgencias

Si hay algún lugar de trabajo humano que pueda asemejarse mejor a una colmena, este es, sin duda, el servicio de Urgencias de un gran hospital. Para el sujeto que asiste al espectáculo sin estar integrado en él, aquello se presenta como un continuo trajín de seres que entran y salen, van y vienen, suben y bajan, revolotean unos alrededor de los otros en un movimiento constante, sin reposo. Seres cuya identidad y categoría dentro de ese mare mágnum apenas se distingue por algunas pequeñas peculiaridades indumentarias: una bata blanca, otra verde, un pijama de este o aquel color, un fonendoscopio al cuello o una mascarilla quirúrgica que cuelga sobre la pechera desprendida de una parte de sus ataduras. Cualquiera diría que aquello es un caos y, sin embargo, cada movimiento de esa danza apresurada tiene una finalidad y un fruto que sería la miel de las abejas en el panal, la atención a un número cada vez mayor de pacientes aquejados de una patología absolutamente variopinta, pero siempre marcada por un distintivo que la hace especial: la urgencia, la prisa en solicitar ayuda.

La creación de los servicios de Urgencia en todos los hospitales, grandes y pequeños, ha cambiado en los últimos veinticinco años de forma radical, aunque no siempre para bien, la mentalidad sanitaria de nuestra sociedad y los hábitos de conducta entre los usuarios de los servicios médicos.

Se va desterrando la atención domiciliaria del enfermo grave o con una sintomatología aguda y alarmante, para recurrir cada vez más a la urgencia hospitalaria. Los pacientes llegan a estos servicios sólo en un corto número de casos por indicación de un médico que los haya atendido previamente. En cualquier servicio de admisión de estas unidades se puede comprobar cómo más del noventa por ciento de quienes allí acuden lo hacen por propia iniciativa o por la de sus familiares, pero sin haber sido vistos por ningún médico en el curso del episodio que motiva su entrada en la Urgencia del gran hospital. En todos los países occidentales se constata esta abrumadora distinción numérica, pero en España lo hace de forma aún más destacada.

Una consecuencia lógica de esa falta de «filtro» médico previo es la masificación de los servicios de urgencia, donde se comprueba que más de las tres cuartas partes de los enfermos atendidos no hubieran requerido serlo en el hospital, pudiendo perfectamente haber acudido a sus médicos o solicitado la atención de éstos en sus propios domicilios. No cabe duda de que para cada cual su particular dolencia del momento es la más importante del mundo y la que exige una asistencia más inmediata, urgente. Pero esto objetivamente no es así, y tal criterio subjetivo sobrecarga de forma injustificada los hospitales y los lleva con mucha frecuencia a la saturación y al borde del auténtico colapso asistencial. Los perjudicados son, ya se comprende, los enfermos que necesitan verdaderamente una atención urgente y con los medios sólo disponibles en los hospitales. Sin embargo, esta situación no parece fácil de reconducir ni aquí ni en todo nuestro ámbito de cultura occidental donde la salud, la perfecta salud, se ha convertido en un bien de consumo más, exigible sin dilación por todo ciudadano.

En un libro de anécdotas médicas no vamos a dejarnos llevar más de lo estrictamente necesario por digresiones sociológicas, pero el apunte anterior me parece obligado como toque de atención por si encuentra eco en alguna persona. La más correcta y eficaz medicina debe estar escalonada en sus niveles de atención —médico de familia, Centro de Salud, hospital— y cualquier salto injustificado entre ellos no sólo no beneficia a quien lo hace, sino que perjudica sensiblemente a otros. Por tanto, esto es una llamada a la solidaridad, esa virtud tan encarecida por una sociedad que luego la practica muy poco. Y vale ya.

En el argot de los servicios de Urgencias hospitalarios existen dos tipos de pacientes cuya presencia es muy habitual. Son los llamados *poyaque* y *gadejos*.

Un *poyaque* es aquel sujeto que llega a la Urgencia y al ser interrogado sobre qué le pasa, contesta de esta guisa:

—He venido a ver a un pariente que está ingresado y *pos ya que estoy aquí* quiero que me vean unas molestias que tengo hace varios meses en una pierna (o en el estómago o donde sea).

El *gadejo* es quien acude a Urgencias con un padecimiento a todas luces, incluso las suyas, insustancial o incluso inexistente, pero que exige una vez y otra —suelen ser recalcitrantes usuarios de estos servicios hospitalarios— ser atendidos de inmediato y con una solución *para siempre*. He de aclarar que el término *gadejo* utilizado para denominar a estos tipos es una síncopa de *ganas de joder,* de fastidiar al prójimo empezando por el personal sanitario, que es la única y última explicación que los médicos suelen encontrar en su intempestiva visita.

Sin la menor duda, uno de los ejemplos más representativos de *gadejo*, el *gadejo* por antonomasia, es el siguiente.

A las cuatro de la madrugada se presenta en la sala de Urgencias una señora acompañando a su hijo de diecinueve años y con la escolta de otros dos familiares. La hora de llegada y lo amplio del cortejo harían prever una enfermedad seria en aquel muchacho que, no obstante, muestra a primera vista —esa primera vista tan sagaz y experimentada de quienes llevan muchos años en uno de estos servicios— un aspecto rozagante sólo tenuemente velado por el sueño que se asoma a sus ojos.

—¿Qué le pasa?

Es la madre quien toma la palabra.

—Pues que ya no podemos seguir así ni un día más —recuerden que son las cuatro de la madrugada—. A este hijo mío *le huelen horrorosamente los pies* y quiero una solución porque en casa no hay quien pare con ese olor todas las noches.

Una situación muy característica se repite en los servicios de Urgencia en los días en que se inicia el éxodo vacacional, sobre todo el veraniego, pero también el de Semana Santa, Navidad e incluso alguno de los numerosos *puentes* de que disfrutamos los españoles a lo largo del año según nuestro peculiar entendimiento de la laboriosidad que tanto desconcierta fuera de nuestras fronteras patrias.

En esos días se acumulan dos tipos de *«urgencias»* exasperantes para el personal sanitario no por lo que suponen de trabajo añadido a una jornada ya sobrecargada, sino por lo que representan de abuso en un caso, y en el otro de casi increíble egoísmo y falta de conciencia.

El primer grupo está formado por quienes, con todo preparado ya para el viaje, la familia al completo dentro del coche y el equipaje en el maletero, *se acercan* al hospital para que *antes de salir,* le vean la tos al niño o la inicial jaqueca a la mujer, por ejemplo. Se trata, pues, de una última *puesta a punto* para el viaje que esta vez, en lugar de aplicarse al vehículo, se quiere hacer de los «niveles» de la familia. Confieso que esto me ha parecido siempre tan abusivo, diría que hasta insolente y desdeñoso para con quienes están trabajando en un servicio de Urgencias, que más de una vez en mis guardias hospitalarias y ante tales sujetos he procurado devolverles la pelota; así, después de oír cosas tan peregrinas como que el niño tiene un grano en la pierna o a la mujer le molestan las varices, y viendo en el aparcamiento de Urgencias el coche aparejado para la vacación, he dicho a los «pacientes»:

—A mí me parece que esto no tiene demasiada importancia, pero sería conveniente mantener unos días de observación. Vamos, que si fuese un familiar mío yo no me movía de casa ni me ponía de viaje al menos en cuatro o cinco días. Usted verá.

He contemplado reacciones de furor en los hombres —curiosamente no contra mí, sino contra el niño, la esposa o la abuela que provocó la visita—, gestos de profundo abatimiento ante la perspectiva de una vacación frustrada desde su mismo inicio; muy pocas caras de verdadera preocupación que me obligaban a desdecirme con rapidez y permitir el viaje; y en la mayoría de las ocasiones, para qué engañarnos, una ignorancia absoluta de mi criterio porque ya saben ellos muy bien que el motivo que los trajo hasta el hospital carece en absoluto de importancia, que es poco más que «limpiar el parabrisas» en la primera estación de servicio y que con el cristal ligeramente sucio se puede llegar hasta el fin del mundo, cuanto más hasta el apartamento de la playa o la casita de la sierra.

El segundo grupo es muy diferente. Son las familias que llevan en esos días hasta los servicios de Urgencia a los miembros ancianos y narran en la admisión alguna sintomatología lo suficientemente alarmante como para que los médicos decidan ingresar al viejo o por lo menos mantenerlo unas horas en la unidad de observación. Una vez conseguido este primer objetivo, y aunque pueda parecer increíble a muchos de mis lectores, los familiares sencillamente *desaparecen*. Al cabo de unas horas, o de unos días si el anciano quedó ingresado, cuando se intenta localizarlos para comunicarles que el paciente está en condiciones de ser dado de alta, es imposible dar con ellos: se han ido de vacaciones dejando en el hospital el *estorbo* del abuelo o la abuela; ya lo recogerán a la vuelta.

Con ser esta situación dramática y más frecuente de lo que pueda imaginarse, es más triste todavía la aparente condescendencia con que parece ser aceptada por los propios damnificados. La mayoría de estas personas de edad avanzada, casi siempre con algún déficit achacable a sus años —incontinencia de orina o de heces, serias dificultades de movimiento o trastornos mentales seniles—, admiten mansamente su abandono, que suele repetirse verano tras verano o vacación tras vacación, y hasta hay quien lo justifica ante el personal sanitario como cosa «propia de los jóvenes», que «tienen que hacer su vida y yo, la verdad, soy un estorbo». Los equipos de asistencia social tienen que hacerse cargo de estos pacientes y darles de algún modo la atención que les niegan sus íntimos; en muchas ocasiones los médicos deciden mantener la hospitalización aun sin motivo clínico alguno, pero como única forma de que esa persona tenga un techo y comida mientras sus familiares se tuestan al sol o reposan a la sombra del chiringuito playero.

Sobre ese golpe de vista al que me he referido antes, una especie de *ojo clínico* de menor cuantía, diré que a veces está muy facilitado por algunas costumbres de la gente ante determinadas enfermedades y que alcanzan en ocasiones el grado de estereotipos. Una de ellas es la de abrigar con mantas a quienes tienen fiebre; cuanta más fiebre, más mantas. Desde el punto de vista médico esta es una actitud incorrecta porque el demasiado abrigo impide que el cuerpo pierda el calor que le sobra con la fiebre, que por lo tanto sube todavía más con esa medida; pero los escalofríos que acompañan a la fiebre dan una sensación subjetiva de frío que es la que conduce a abrigarse.

La otra situación es el vómito. La inmensa mayoría de las personas intentan paliar sus consecuencias... con una toalla; no con cualquier otro lienzo doméstico que lo mismo serviría, sino siempre con una toalla. Al paciente vomitador se le traslada de un lugar a otro con una toalla alrededor del cuello con uno de sus extremos colocado previsoramente por las manos del acompañante frente a la boca del enfermo; y así llega al servicio de Urgencias.

Por ello no es raro que el médico o la enfermera que están junto al mostrador que suele haber a la entrada de esos servicios, cuando ven que entra un paciente —sobre todo si es un niño— envuelto en mantas, se apresuran a anunciar con casi absoluta certeza en su instantáneo diagnóstico: «un paciente con fiebre alta». Y si lo que atisban es una toalla, hacen lo propio del caso: «un paciente con vómitos». Lo cual sorprende a quien no conozca la clave, tan fácil, y sirve a su vez para orientar los medios de asistencia desde la misma puerta y aun antes de que el paciente o quienes van con él cuenten sus primeros síntomas.

Pregunta la enfermera a los familiares del paciente febril que yace sobre la camilla de exploración:

—¿Dónde le han puesto ustedes el termómetro?, ¿en la axila o en el recto? —pues es sabido que existe una diferencia significativa entre la temperatura medida en uno u otro lugar.

—No, no; se lo han puesto *en el Ambulatorio.*

A un niño se le había sometido a una intervención quirúrgica de poca importancia, pero durante la misma, y como es habitual, se le colocaron en el pecho unos redondeles de plástico adhesivo provistos de electrodos metálicos para controlar el electrocardiograma en el curso de la operación. El postoperatorio fue muy breve y, por la razón que fuera, cuando el niño se marchó a su casa llevaba todavía adherido uno de esos apliques ya sin función ninguna y que se desprenden con la misma facilidad que un esparadrapo común. Al cabo de unas semanas acudió a la Urgencia aquejando algún proceso no relacionado con su problema quirúrgico. Cuando el niño quedó desnudo sobre la camilla, el médico de guardia observó aquella reliquia sobre el pecho de la criatura y preguntó a la madre que por qué no se lo había quitado.

—¡Ay, doctor! —contestó asustada la mujer—, ¿cómo voy a atreverme yo a hacer eso?, ¿y si al quitárselo *se deshincha* el niño?

Porque la inocente madre pensó que aquello con lo que su hijo salió del quirófano y del hospital era algo así como un parche que sujetaba una válvula como las de la cámara de un neumático. Es fácil imaginar el sobresalto que la sacudió cuando el médico dio un ligero tirón y arrancó el inútil adhesivo. Esa angustia que ahora nos puede parecer graciosa se hubiera evitado con el sencillo recurso de informar a la familia correcta y claramente, no con innecesarios tecnicismo que no tienen por qué entender, sobre lo que era ese electrodo, para qué sirvió en su momento y por qué era ahora inútil. Pero de la falta de información volveré a hablar en otro capítulo de este mismo libro.

Una de las etapas en el proceso de exploración clínica del enfermo es la denominada *inspección;* suele y debe preceder a otras como la palpación, la auscultación, etc. Consiste, ya lo dice su nombre, en observar mediante la vista las características físicas del paciente que pueden sugerir algún padecimiento u orientar al médico en un primer instante sobre la enfermedad a la que corresponden los síntomas que se le acaban de referir. Se valoran datos como el estado general, la coloración de la piel y las mucosas, los movimientos torácicos durante la respiración, las posibles deformidades de los miembros o de cualquier otra parte visible del cuerpo, etc. Pero su correcta práctica requiere unos minutos durante los cuales el médico simplemente mira al paciente mientras anota en su memoria los datos que luego irá confirmando o descartando con el resto de las técnicas exploratorias. Es, repito, una parte importante del acto médico, pero algunos pacientes no lo entienden así, ellos creen que el médico debe, desde el primer instante, utilizar algún aparato en su exploración, siquiera sea el fonendoscopio, o por lo menos *tocarles;* esa inspección sin contacto físico se les antoja una pérdida de tiempo o, lo que es peor, una forma de *voyeurismo* del médico. De modo que se impacientan y se mosquean cuando se les mira de arriba abajo en su forzada desnudez en la camilla.

—¡Oiga, doctor, yo he venido aquí a que me curen, pero *con miraditas no!*

Situación que empeora todavía más hasta hacerse tensa y amenazante cuando médico y paciente son de distinto sexo. Entonces puede ser el propio enfermo o su cónyuge que le acompaña al servicio de Urgencia quien manifieste con acritud que no está allí *para que le miren*.

Curiosamente este recelo ante la inspección, ante el hecho para ellos desagradable de que *les miren* se da entre personas que cuando acuden a la consulta lo expresan diciendo que van a que *les vea* el médico. Interesante distinción entre los significados de los verbos *ver* y *mirar* que hará las delicias de los filólogos y de los puristas del lenguaje.

La frecuente reticencia a ser observado se exaspera en aquellos que padecen algún defecto físico inocultable a la vista de los demás. Es bien conocido que muchas de estas personas manifiestan un carácter atrabiliario porque piensan que el prójimo les mira con desdén, con lástima o con burla, cuando en realidad no suele ser así; pero cualquier padecimiento de este tipo provoca en quien lo sufre una permanente actitud defensiva que en muchas ocasiones se transforma en actitud hostil hacia los supuestos agresores de su intimidad dolorida. Hay quien, sin embargo, sobrelleva su situación con buen ánimo y no se siente en absoluto señalado ni menos aún discriminado. Ciertamente casi cualquier persona lleva sobre sí algún defecto físico aunque no siempre sea visible y sin que por ello pueda decirse que es menos importante que el que salta a la vista.

En medicina se da el curioso nombre de *cuerpo extraño* a cualquier objeto ajeno al organismo que se introduce dentro de éste y queda alojado en alguna de sus cavidades o conductos. Así, por ejemplo, se habla de *cuerpo extraño* para referirse a objetos tragados, tan frecuentes en la edad infantil, introducidos en las fosas nasales, en el oído o en los ojos, etc. En realidad, y como iremos viendo más adelante, las posibilidades de presentación de *cuerpos extraños* y la variedad de éstos es casi infinita y en muchos casos representan el final médico de una historia humana muy singular y complicada.

Aunque luego les relataré algunas jugosas situaciones, ahora quiero referirme a un caso en el que lo anecdótico está en la misma utilización del término que vengo comentando.

Al servicio de Urgencias llega un paciente relatando que, mientras trabajaba en una labor de carpintería, le ha saltado un fragmento de madera al ojo y que lo nota allí clavado. Tras una rápida inspección, la enfermera que ha recibido al paciente confirma que tiene una pequeña astilla clavada en el párpado, algo que debe resolverse de inmediato. Indica al hombre que pase un momento a la sala de espera —a esa hora llena de gente— mientras avisa al doctor. El médico decide que esa urgencia es prioritaria sobre las que aguardan su turno de atención y le dice a la enfermera que haga pasar enseguida al carpintero. La enfermera, habituada a utilizar la jerga médica sin pararse a pensar en que quizá el público no la entiende, se asoma a la puerta de la sala de espera y anuncia en voz bien alta:

—¡A ver, que pase el señor del *cuerpo extraño!*

Nadie responde a su llamada. Echa un vistazo a los grupos de personas que se encuentran en la sala y como no ve al paciente, insiste:

—¡El señor del *cuerpo extraño,* que pase enseguida!

En eso, un hombre se levanta con cierta dificultad del asiento que ocupaba desde hacía mucho rato y se aproxima a la enfermera. Es un hombre con una marcada deformidad en la espalda, una chepa considerable, que, además, cojea ostensiblemente y tiene una parálisis facial, secuelas quizá de un grave accidente o de otra enfermedad. El sujeto se para junto a la enfermera y le dice:

—Bueno, bueno, ya paso. Pero, ¡joder!, me podía haber llamado de otra manera, ¿no?

Pero donde la cuestión de los *cuerpos extraños,* en este caso reales en su acepción médica, adquiere cotas de grandeza anecdótica es en lo que se refiere a su aparición en el ámbito de la conducta sexual. En otro capítulo he relatado varias anécdotas con este mismo cariz y debo insistir una vez más en que la sexualidad, sus infinitas peculiaridades según cada individuo a solas, en pareja y hasta en grupo, y, sobre todo, sus no menos incontables aberraciones, es un campo sembrado y abonado para que surjan situaciones que contadas, no tanto vividas o contempladas en directo, hagan brotar la sonrisa o la carcajada.

El caso menor, por relatarlos siguiendo una especie de escala de complicación médica y de complejidad en el desencadenamiento de la escena, es el de la pareja de jóvenes que acuden a la Urgencia porque uno de ellos tiene un fuerte dolor en el oído. En la exploración se observa que aquella molestia está provocada por un fragmento de paja o por otro objeto vegetal y en ocasiones por alguna piedrecita que se han introducido en tan insólito lugar. La extracción es sencilla y el cese del dolor casi inmediato. Lo gracioso viene cuando el médico, si tiene ganas de conversación y de tirar de la lengua a los chavales, les interroga sobre cómo ha podido aquel objeto llegar hasta allí. Entonces la chica, el chico, o los dos, se ruborizan, bajan la mirada y terminan por confesar que debió de ser mientras retozaban en un pajar o en el duro suelo del campo. *Pecata minuta* comparado con lo que vamos a ir conociendo a continuación.

Un segundo grado, que podemos titular como accidente leve, es el muy frecuente requerimiento de auxilio médico en la Urgencia para extraer un preservativo que se quedó ya saben dónde una vez finalizada la relación sexual. Es un «accidente» en muchos casos doméstico, estrictamente conyugal, pero en otros más acaecido en el curso de una relación clandestina. Los protagonistas de la escena suelen ser los dos mismos sujetos que participaban en el acto. Por lo general llegan ambos ruborosos, abochornados por lo cómico y estrafalario de la situación, pero a la vez con la preocupación dibujada en sus rostros ante un problema que consideran con sinceridad grave y urgente. El ginecólogo de guardia —porque suelen acudir a las urgencias de esta especialidad— procura mantener el gesto serio y o bien extrae el *cuerpo extraño* de la intimidad femenina o bien recomienda a la pareja que esas cosas se hacen a solas, en el baño y con cuidadito. Sin embargo, esa actitud verecunda no existe en ocasiones y quien llega al servicio hospitalario lo hace con absoluto desparpajo, como quien acude a una farmacia o a un dispensador callejero de preservativos para poder continuar con una noche de regocijo interrumpida por aquel inoportuno incidente.

El tercer grado de esta escala que vengo utilizando es ya algo más serio. En él incluyo los casos, también increíblemente frecuentes, de mujeres de cualquier edad, pero sobre todo jóvenes, que acuden a los servicios de Urgencia por haberse introducido en los genitales algún objeto que luego no pueden extraer. En el caso más habitual, el objeto en cuestión es una botella, muy a menudo, con una llamativa predilección quizá inducida por su forma peculiar, una botella de *Coca Cola*. El problema surge cuando tras la introducción se produce el vacío entre las paredes de la vagina y el orificio del recipiente, y entonces éste actúa como una ventosa imposibilitando a partir de ese momento su extracción. El lector se asombraría ante el elevado número de estos casos que se conocen en cualquier servicio hospitalario. La solución tiene muy poco de arte y de ciencia médicas, pero es tan elemental que se le ocurre a casi cualquiera; menos, como es evidente, a la afectada. Consiste sencillamente en romper el fondo de la botella de un golpe, con lo que se elimina el vacío en su interior y el resto se desprende solo. Lo que desde luego no se elimina con tanta facilidad es la sensación de bochorno que embarga a la mujer que se ha visto en esas circunstancias; ni la sonrisa que se dibuja en la cara del médico cuando aquélla sale por la puerta y la limpiadora del servicio barre los cascos de la botella rota.

La fisiología, el complejo funcionamiento del organismo en cada una de sus actividades, puede jugar al ser humano algunas malas pasadas y la naturaleza convertirse en su peor acusador cuando más necesitado estaba de guardar un secreto. Veamos algunos ejemplos.

El aparato genital externo femenino, y más concretamente la vagina, es un órgano hueco recubierto de fibras musculares que en un momento determinado, durante la consumación del acto sexual y sobre todo si éste se produce en circunstancias de extremada tensión nerviosa, puede sufrir un espasmo, una fuerte contractura que va a dificultar y hasta hacer imposible en ocasiones que el varón pueda finalizarlo extrayendo su propio miembro. Es una reacción generalmente pasajera que desaparece en breves momentos si la mujer se tranquiliza, pero que puede prolongarse durante muchos minutos si esto no es así o si el estado de nerviosismo va en aumento. Nada grave si la cosa no sucede en muy determinadas circunstancias.

Don José —le llamaremos así— era un hombre apaciblemente casado con doña Enriqueta —Queta para los íntimos— que, no obstante la placidez de su matrimonio, notaba cómo se le encalabrinaban las pajarillas cuando miraba las curvas de Pili, la criadita que desde hacía unos meses servía en aquel tranquilo hogar. Ya se sabe que la carne es débil y más si las tentaciones son muy fuertes. De modo que poco a poco don José fue poniendo cerco a Pili y ésta no hizo demasiadas objeciones al acercamiento masculino. La cosa era cada vez más prometedora y, efectivamente, el señor y la criada decidieron pasar a mayores —consumar el acto, vamos— en la primera ocasión propicia. Esta ocasión se presentó una mañana en que doña Queta debía salir durante varias horas para hacer unas compras inexcusables. La pareja de tórtolos clandestinos dejó pasar un rato tras la salida de la esposa y se puso a la faena del ayuntamiento como diría un clásico sin connotaciones municipales.

Pero he aquí que doña Queta andaba ya varios días con la mosca tras la oreja de que entre su marido y Pili se cocía algo anormal. Quizá sorprendió alguna mirada furtiva, un gesto en uno o en otra. Quizá no fue más que ese extraordinario sexto sentido que tienen todas las mujeres para intuir los deslices del cónyuge y que ha servido para llenar tantas páginas de la literatura. Como quiera que fuese, el caso es que doña Queta hizo tiempo en el portal, estrujándose las manos y agarrando con fuerza el bolso, y volvió a subir al piso abriendo la puerta con el mayor sigilo y dirigiéndose con pasos de animal de presa hacia el dormitorio de la criada.

Y allí se encontró con la escena imaginable e imaginada: don José y Pili, totalmente desnudos y a punto de alcanzar el clímax de su demorada relación, bien ajenos a la figura que estaba en la puerta. Doña Queta lanzó un grito de fiera herida y los dos amantes sufrieron el consiguiente sobresalto. Como consecuencia del tremendo susto Pili tuvo un espasmo vaginal y la pareja no podía romper la íntima unión. Imagínense el espectáculo; pero todavía no ha terminado, queda lo mejor.

Entre los gritos de doña Queta y los de Pili y los bufidos de don José durante los inútiles esfuerzos por desengancharse, iban pasando los minutos y el espasmo de la joven no hacía sino agravarse. Había que tomar una decisión y hubo de ser doña Queta quien lo hiciera. Llamó por teléfono a una ambulancia para trasladar a su marido y a *la otra* a un servicio de Urgencias.

Cuando la ambulancia llegó al hospital —excuso decir la guasa de los ambulancieros desde que se encontraron con sus clientes en el dormitorio— acudieron presurosos los sanitarios y las enfermeras, porque además el vehículo entró en el recinto del aparcamiento haciendo sonar la sirena y con toda la parafernalia luminosa en su esplendor. Y de allí descendió una camilla con los dos enamorados todavía sin poder separarse, tapados púdicamente por una manta, y una vociferante señora, doña Queta, que no paraba de golpear a los yacentes con su bolso mientras gritaba:

—¡Canalla, sinvergüenza, mal hombre!; ¡guarra, tía guarra, puta!

La entrada en la sala de urgencia fue apoteósica y esperpéntica. Los médicos no sabían si reír o llorar cuando levantaron la manta y contemplaron aquellos dos cuerpos trémulos cuyos rostros eran dos verdaderos poemas y no de amor precisamente. Y la esposa engañada seguía gritando y golpeándolos a bolsazos hasta que fue retirada por dos auxiliares que tuvieron que recurrir a toda su fuerza para lograrlo.

El problema médico se solucionó con una inyección relajante; pero el otro, el familiar, no había hecho sino empezar. Los médicos, que se enteraron a retazos de lo sucedido por el relato entrecortado y vergonzoso de los protagonistas, no volvieron a saber nunca más de aquel trío que les alegró por muchos meses las tediosas jornadas de guardia. Como dije antes, cosas de la fisiología.

El siguiente caso es de actor único. Una mujer, desde luego tan solitaria en lo físico como en lo afectivo, recurría para satisfacer sus apetitos sexuales al uso de uno de esos aparatos denominados por mal nombre «consoladores» que se venden en las tiendas *sex shop* que hoy tanto proliferan en nuestras calles. Era un artilugio de mucha sofisticación mecánica, animado en su interior por un sistema eléctrico que funcionaba con pilas; un lujo de aberrante ingeniería.

Pero toda máquina, ya se sabe, puede averiarse en el momento más inoportuno para su usuario. Y eso es lo que sucedió con el aparatito de marras. El mecanismo se desbocó, apareció el susodicho espasmo vaginal y la solitaria señora se presentó en la Urgencia del hospital con aquello en imparable vibración y ella cada vez más histérica. No sé como llegó la mujer hasta allí porque el problema, desde luego, hacía muy difícil si no imposible el caminar, pero el caso es que llegó.

La cuestión parecía sencilla, pero en este caso no se podía administrar un relajante al aparato que seguía en su función estimuladora. El interruptor no funcionaba y el receptáculo de las pilas no era accesible en aquellas condiciones. Hubo, pues, que esperar pacientemente a que se agotara el fluido de las pilas y aquel rebelde monstruo mecánico dejase de funcionar por sí mismo. Total, más de dos horas.

No me cansaré de repetir que los caminos de la aberración humana, en todo, pero especialmente en el comportamiento sexual, son infinitos. El caso anterior es un ejemplo más, pero el que les voy a relatar ahora pierde la gracia de otros para adquirir sólo tintes de dramatismo.

En esta ocasión otra mujer se dejó llevar por una de las perversiones sexuales tan antigua como la historia de la humanidad: el bestialismo, la relación sexual con animales. La mujer sufrió el reiterado espasmo mientras la realizaba ¡con un perro! Y de tal guisa hubo de ser atendida en la Urgencia del hospital a donde fue llevada por una amiga que no sabía dónde enterrarse para no compartir aquella vergonzosa situación. Esta vez los médicos no sintieron ganas de reírse, ni en ese momento ni cuando el caso se comentaba de guardia en guardia.

Y como no todo han de ser anécdotas de este tipo con protagonista femenino, ahí va un caso en el que sólo interviene un varón. La cosa, que ocupó por un día las páginas de sucesos de los periódicos, no sucedió en España sino en un país sudamericano, pero eso no excluye que aquí pueda darse en cualquier momento una urgencia similar. Me remito al texto de la agencia periodística (Efe) porque no tiene desperdicio.

Un hombre de cincuenta y cuatro años —especificaba la noticia— estaba en su casa solo y había visto una película pornográfica, con lo que su organismo y su imaginación se echaron a volar. Decidido a aplacar su pasión con lo primero que encontrase tuvo la mala suerte de hallar a mano ¡un rodamiento! Al principio todo fue bien, incluso parece ser que pudo satisfacer sus deseos. Pero de pronto comenzó el auténtico problema: el cojinete, formado por dos cilindros metálicos concéntricos, ya no se movía como antes y su pene se hinchaba más y más.

Intentó liberarse de aquel aprieto, pero el asunto iba cada vez peor y, resignado, optó por acudir al hospital más próximo. Rehuyó a las enfermeras porque le avergonzaba relatar a una mujer lo sucedido y se lo contó al primer sanitario varón que vio por allí. Pero éste le convenció de que era necesaria la intervención de los médicos.

Los doctores contemplaron al paciente y su zona afectada y se declararon incapaces de dar una solución médica. Allí, decidieron, tenían que intervenir otras instancias: los bomberos. Dicho y hecho, se hizo la oportuna llamada de emergencia y a los pocos minutos estaban en el hospital dos dotaciones completas. El paciente fue tumbado en una mesa de quirófano y, mientras el personal sanitario le aplicaba suero helado en sus zonas más sensibles, tratando de disminuir la inflamación, los bomberos cortaron con su instrumental, tan poco quirúrgico pero tan eficaz, el acero del rodamiento sin provocar el más mínimo daño en la anatomía del asustado hombre. La operación duró en total cerca de tres horas, tiempo que hubiera sido más que suficiente para una intervención de estómago.

Algo relativamente parecido le sucedió a un norteamericano de cincuenta y un años quien, bajo los efectos del alcohol buscó una nueva experiencia erótica aplicándose sobre sus partes genitales una aspiradora que seguidamente puso en marcha. En esta ocasión la máquina le arrancó al hombre cerca de dos centímetros del pene provocándole una gravísima hemorragia. El hombre, muerto de vergüenza, llamó desde su casa a los servicios de urgencia denunciando que había sido víctima de un apuñalamiento mientras dormía. Las investigaciones policiales y los datos médicos permitieron enseguida descubrir la verdad del caso. Los médicos no fueron capaces de reimplantar la parte seccionada y aquel hombre quedó desde entonces muy mermado en su integridad y suponemos que aún más en su vergüenza.

Y para finalizar —porque en algún momento hay que hacerlo— el relato de las *Urgencias sexuales,* traigo aquí una que toca de refilón el tema, pero que tiene interés por el patetismo que refleja, digno quizá de figurar en las páginas de la más acrisolada literatura folletinesca. Por otro lado, demuestra el alto grado de penetración social que tiene la divulgación de ciertos adelantos científicos aun cuando no se haya entendido muy bien su verdadero alcance y menos todavía su utilización práctica; muchas veces, como suele decirse, la gente oye campanas y no sabe dónde.

En el cuarto de Urgencia apareció con violencia, desde luego sin detenerse en los trámites de entrada, un hombre llevando de la mano, mejor casi arrastrando, a un niño como de cinco o seis años de edad. Aquel hombre venía encendido de ira y de rabia y amenazaba con descargarla en cualquier momento contra los médicos que le miraban expectantes.

—¡Quiero que le hagan a este niño, inmediatamente, *la prueba de paternidad!* ¡Pero inmediatamente!

—¿Cómo dice?

—Pues eso, la prueba de paternidad, ya me han oído. Necesito saber *ahora mismo* si es hijo mío.

El niño asistía a todo aquel guirigay con ojos asustados, brillantes de lágrimas, pero fijos en el hombre vociferante que estaba a su lado.

—Pero mire usted, caballero, tranquilícese: eso de la prueba de paternidad es una técnica de laboratorio muy complicada que, desde luego, no se realiza de urgencia y además requiere conocer otros datos, que la prescriba un médico o un juzgado..., en fin, que no se hace así como así.

—Pues yo exijo que me la hagan ahora mismo. Tengo que saber si la muy zorra de mi mujer me ha estado poniendo los cuernos desde hace siete años. Y entonces la mato.

Aquel pobre hombre acababa de descubrir o de sospechar o quizá sólo de intuir el adulterio de su esposa, y a su pensamiento acudió el recuerdo de haber escuchado en alguna parte que ahora es posible determinar con casi absoluta exactitud la filiación mediante pruebas de laboratorio. Su honor y la tranquilidad de su conciencia no admitían barreras técnicas. Si decían que podía hacerse, se lo tenían que hacer en ese instante; lo de las complicaciones técnicas era una paparrucha de aquellos médicos para no cumplir con su obligación. ¡Pues no faltaba más!

Costó tiempo y que los médicos de guardia exprimieran sus dotes de persuasión y diálogo el convencer a aquel hombre desesperado de la imposibilidad absoluta de acceder a su solicitud y de que acudiera con la misma al juzgado o, por lo menos, a la consulta del día siguiente. Y, claro está, de que esa noche no matara a su mujer.

En mis más de veinticinco años de ejercicio profesional como pediatra, con muchos cientos de guardias a la espalda, quizá una de las experiencias más impresionantes haya sido el tener que atender en numerosas ocasiones a niños que han sido objeto de malos tratos por parte de sus padres, de sus cuidadores o de cualquier persona teóricamente encargada de su cuidado y bienestar.

Los malos tratos a la infancia constituyen una dolorosa actitud de los mayores hacia los más pequeños de una sociedad que puede rastrearse a lo largo y ancho de toda la historia de la humanidad. El niño se ha encontrado siempre en inferioridad de condiciones frente a los adultos que le rodean y a cuyo cuidado le encomienda su propia biología. Si admitimos la agresividad como consustancial a la naturaleza humana, hemos de reconocer en el niño al más indefenso en ese ambiente donde prima la fuerza; no sólo física sino también la intelectual en su amplio sentido, por cuanto el niño carece de ambas.

El primer problema que se plantea a la hora de enfrentarse con los malos tratos es el de decidir y definir qué se debe considerar como *mal trato*. En el XVI Congreso Español de Pediatría, en 1985, se definió como «una serie de agresiones de causa múltiple y expresión clínica asimismo múltiple, realizadas por individuos, por instituciones o por la sociedad en su conjunto; lesiones no accidentales en las que se incluye también la falta de afecto y cuidado». Ya se ve la amplitud del concepto y lo que ello conlleva de dificultad en el momento de decidir, sobre un caso concreto, si la patología que presenta el pequeño paciente es debida o no a causas «no accidentales». Esta dificultad se traduce, junto a otros condicionamientos sociales, en una desproporción evidente entre el número de casos declarados oficialmente —y que son los únicos que pueden iniciar unas actuaciones judiciales— y los que realmente existen en la sociedad.

Por otro lado, si bien los casos de agresión «activa» son más fácilmente diagnosticables y, sobre todo, de más fácil persecución, los innumerables provocados por omisión del cuidado debido se difuminan en los amplios márgenes del comportamiento de esa misma sociedad. En efecto, ¿hasta qué punto sería punible una grave malnutrición por desidia familiar, o un retraso psicomotor por carencia afectiva, por más que los pediatras los consideremos como auténticos malos tratos?

El acrecentamiento de este tipo de sevicias va unido a las crisis de las culturas. Si por cultura entendemos la forma de explicarse el hombre o una sociedad a sí mismos su propia existencia, no puede caber duda de que cuando ésta es estable, cuando la explicación es clara y coherente, se verá en el niño el futuro de esa existencia y se respetará en él, con mayor esmero, lo que respetamos en nosotros mismos. Pero cuando el sentido existencial pierde nitidez, tanto en el hombre individual como en una sociedad, el niño cae de esa hornacina y comienza a sufrir los desahogos de quienes, mayores que él, con más angustia acumulada, le rodean. Cuando las culturas se desmoronan, la infancia paga los platos rotos. Cuando el hombre o la mujer adultos son incapaces de asumir su existencia, los palos comienzan a caer sobre los niños. En ocasiones se les acusará de culpabilidad en los problemas que los mayores no saben o no pueden resolver; en otras, simplemente se aprovechará su debilidad cuando la flaqueza cobarde del adulto no le deje arrostrar a sus iguales. En todos los casos, si se escarba, siempre se encuentra el deseo de eliminar al testigo de nuestro propio fracaso. Y no olvidemos que no hay testigo más impresionante y acusador que los ojos de un niño.

Y en eso estamos. Una sociedad que parece idolatrar a su infancia, que llena los espacios publicitarios de la televisión con artículos destinados a los niños, que se gasta una parte notable de su presupuesto en juguetes en determinadas épocas y en otros artículos de uso infantil durante el resto del año; una sociedad que, por otra parte, ha disminuido sus tasas de natalidad, el número de sus niños, hasta cifras que ya alarman seriamente a sociólogos y políticos, alegando muchas veces que de esa forma se les podrá prestar una mayor y más eficaz atención. Esta misma sociedad es la que lee casi a diario noticias de niños maltratados en su seno —no en Somalia o en Afganistán, sino aquí mismo—; niños que antes de protagonizar amargamente y contra su voluntad esas noticias han pasado por los servicios de Urgencia de un hospital donde los médicos asistimos a su trágica historia.

No voy a pormenorizar los casos presenciados porque este libro no pretende ser ni por asomo un relato de horror y en eso se convertiría si narrara alguna de las barbaridades vistas y atendidas en un hospital infantil; remito al lector morboso a las páginas de sucesos de los periódicos, recordándole que esos casos que trascienden no son más que la punta de un gigantesco iceberg que permanece sumido en el desconocimiento público. Sólo traeré aquí algunas consideraciones sobre la forma de presentarse estos casos en la Urgencia hospitalaria; circunstancias muy características que entran a formar parte de las más detalladas descripciones del *síndrome de mal trato infantil* y que, desde luego, suscitan desde un primer momento la sospecha médica, aunque muchas veces ésta se queda luego sin posibles vías de confirmación.

El niño maltratado suele llegar al hospital a horas intempestivas, pasada la media noche o en la madrugada. Lo hace acompañado por lo general de un familiar, quizá incluso el propio agresor, aunque muchas veces quien lo lleva es un vecino o el cuidador si el niño pasa una parte de su tiempo en alguna institución; en estos últimos casos el horario es más variado, como el de cualquier otra urgencia. Los niños aquejan magulladuras múltiples, fracturas antiguas y recientes de varios huesos, quemaduras en lugares del cuerpo poco accesibles a un fuego accidental y, en fin, una nómina de lesiones en las que con más o menos claridad se aprecia su origen deliberado o, cuando menos, doloso.

Son niños que cuando su acompañante es el agresor miran a éste con miedo o con extraña sumisión, y que en todo caso muestran una actitud recelosa ante lo que les rodea y ante cualquier persona que se acerque a ellos con ánimo de tocarles. O bien aparecen taciturnos, huidizos del contacto no sólo físico sino también verbal por parte de médicos y enfermeras. Parece, en suma, que de todos esperan un mal trato como el que vienen recibiendo en el hogar.

Los acompañantes, si son los agresores y se han visto forzados por cualquier circunstancia a acudir al hospital, cosa que seguramente no hubieran hecho por propia iniciativa, intentan restar importancia a las lesiones o las achacan a causas accidentales —«el niño se cayó por la escalera o se quemó con la plancha o con un cigarrillo o se golpeó mientras jugaba»—; otras veces refieren como recientes y únicas lesiones que a simple vista destacan como antiguas y repetitivas. Por regla general mantienen durante todo el tiempo que dura la visita al servicio de Urgencia una actitud desafiante hacia el personal sanitario, eluden responder a las preguntas que el médico les dirige sobre las lesiones del pequeño paciente, procuran abreviar su estancia y, de forma muy significativa, si el niño llora o manifiesta inquietud, no le prestan atención o, desde luego, no la atención solícita y cariñosa que sería de esperar y que es habitual en cualquier padre o madre que asiste a la demanda de afecto de un hijo enfermo en un ambiente extraño.

Cuando estos niños son ingresados en las salas del hospital, por la gravedad de su sintomatología o para un estudio más detallado de la misma, van a presentar una conducta muy característica que referiré en otra parte de este libro. Los malos tratos a la infancia constituyen una lacra social de alcance impensable para una mayoría de personas y de familias, pero absolutamente real y cuyo primer remedio eficaz quizá consista en su denuncia, en arrancar ese velo de hipócrita mojigatería que lo oculta a la opinión pública y por eso mismo, muchas veces, a la acción de las instancias legales que deben mirar por el bienestar y cuidado de los niños al menos tanto, si no más, que por el de las personas adultas.

Las salas del hospital

Detrás de la puerta de entrada de un centro hospitalario o de las que dan acceso al interior de éste desde el cuarto de Urgencia donde acaba de ser atendido el paciente, se abre un mundo distinto en muchos aspectos al que queda fuera de ellos, propicio a que surjan en su seno innumerables situaciones anecdóticas de todos los calibre y colores, desde el rosa al negro, como vamos a ir conociendo. Pero también cabe decir que el hospital no es sino un reflejo, quizá distorsionado pero no por eso menos real, de la vida cotidiana en la calle y en los hogares. Quienes trabajan allí son seres humanos como cualquiera, igual que los enfermos, y no se puede esperar de ellos conductas muy diferentes a las que manifiestan en su vida diaria fuera del recinto hospitalario. En un hospital no hay taumaturgia, sólo trabajo personal, aunque éste sea especializado en algo tan sensible como la salud humana, la salud, además, quebrantada. Por la misma razón de simple humanidad, los pacientes se comportarán como lo que cada uno sea, brotando aquí y allá, superada o sobrellevada la vivencia del padecimiento que los tiene temporalmente en ese lugar, conductas tan humanas como el egoísmo, la solidaridad incluso heroica, el miedo o la desfachatez.

Aunque un capítulo completo del presente libro lo dedico a entonar un *mea culpa* de los médicos, no estará de más que ahora, al disponerme a hablar de sucedidos hospitalarios, haga ante el lector una digresión suscitada por muchos años de ejercicio en este ámbito sanitario; son retazos de pensamiento que intentan poner las cosas en su sitio, reconociendo algunos errores básicos en lo que hoy son grandes hospitales, presentados muchas veces como el *desideratum* de la atención médica cuando en realidad sólo son una parte y aun ésta muy mejorable.

Volvamos los ojos a lo que era un viejo hospital, aunque esta vez no vaya más allá de hace cincuenta o incluso cuarenta años. Para cualquier persona, la sola posibilidad de tener que ser ingresado en aquel hospital suponía un auténtico calvario; la mayoría de los pacientes manifestaban al médico su preferencia por morir en su domicilio antes que atravesar las puertas del hospital aunque allí se le ofreciesen ciertas oportunidades de curación. Esta es una experiencia que recuerdan todos los médicos con medio siglo de profesión a sus espaldas.

Los métodos curativos al alcance de aquella medicina eran bastante amplios, aunque si los comparamos con los actuales puedan parecernos antediluvianos. Por otro lado, el personal que trabajaba en esos viejos hospitales reunía unas características de humanidad extraordinarias; desde el médico hasta el último de los auxiliares, pasando naturalmente por aquellas entrañables y beneméritas Hermanas de la Caridad que llenaban los espacios hospitalarios con sus enormes y blancas tocas almidonadas. El enfermo recibía de todos ellos un trato cordial y muchas veces hasta familiar que intentaba suplir las carencias de medios para curar lo que entonces era incurable.

Pero lo que de verdad horrorizaba a los enfermos y a sus familiares era, por una parte, el que en los hospitales sólo se atendieran los casos más graves o los que efectivamente no tenían cura, con lo que el ingreso era casi una declaración de que uno iba a morir o tenía muchas probabilidades de hacerlo. Por otra, ese horror lo suscitaban las condiciones ambientales en que se desenvolvía la medicina en el hospital: edificios más que añejos, en muchas ocasiones centenarios; salas en las que se acomodaban, si es que puede utilizarse esta palabra, veinte o treinta enfermos con los más dispares padecimientos; unas actuaciones curativas en muchos casos dolorosas por cuanto la terapéutica paliativa del dolor estaba todavía en pañales; y, a más de todo esto que no es poco, la continua presencia de la muerte que acudía hoy al vecino de la derecha y mañana al de la izquierda, sólo disfrazada por aquellos célebres y ominosos biombos que la buena monja se encargaba de interponer entre el moribundo y sus vecinos de sala.

Llegó el progreso, como no podía ser de otra manera, y nacieron los nuevos hospitales. Edificios de nueva planta, concebidos como auténticas *ciudades sanitarias* —la primera que se inauguró en España y fue modelo de otras muchas, en 1964, fue la Ciudad Sanitaria La Paz, en Madrid, llamada así por conmemorarse en esa fecha los veinticinco años del final de la guerra civil—; cuidada higiene en todos y cada uno de sus detalles constructivos; drástica reducción del número de pacientes en cada habitación hasta dos o tres como máximo. Y, por encima de todo, dos condiciones mucho más innovadoras que las puramente arquitectónicas: una medicina de gigantescos y rapidísimos avances, tanto en medios diagnósticos como curativos, y una aceptación casi absoluta de que el hospital es un lugar de más que probable curación y no una antesala de la muerte; hasta el punto de que en pocos años se ha transformado el recelo en casi una exigencia de ser tratado en un hospital por cualquier dolencia y de ningún modo en el propio hogar.

Mas este innegable progreso tiene su cruz, su cara oscura entre tanta luminosidad y tanto éxito efectivo. Los enormes hospitales, inundados de alta tecnología, que muchas veces aparece a los ojos del profano como algo casi mágico y desde luego siempre misterioso, han venido a difuminar la personalidad de los pacientes hasta convertirlos en muchas ocasiones en un simple número, el de la historia clínica o el de la cama, que será su única identificación en el tiempo que dure su estancia. El sometimiento a esas mismas técnicas, que requieren complejos aparatos, abruma a la persona enferma que llega a pensar que se ha convertido en una pieza más de la maquinaria. La muerte también pasea su negra sombra por estos hospitales, como es natural, y la institución del biombo aún perdura en las más pequeñas habitaciones.

Desde luego que el trato humano del personal sanitario sigue siendo bueno y hasta excelente. Pero aun así muchos pacientes y no pocos médicos reconocen que la sofisticación, el progreso, de la medicina ha establecido una mayor distancia entre médico y enfermo; la relación personal, el contacto psíquico y físico entre ambos se viene a sustituir por la interposición de la técnica: muchos análisis, muchas radiografías, muchos escáner, y cada vez menos conversación, menos trato cotidiano entre uno y otro; y eso, se reconozca o no, daña la salud mental del paciente. Los médicos somos los primeros deslumbrados por el progreso y en su virtud sacrificamos lo que de más humano tiene nuestra profesión para convertirnos en biólogos experimentales que vemos al paciente como un rompecabezas cuyas piezas intentamos desmontar y ensamblar una vez y otra.

El progreso debe ir acompañado de actitudes moderadoras que lo mantengan al servicio del hombre y no por encima suyo. En el caso de la nueva medicina, de los nuevos hospitales, esa moderación aconsejaría restringir las estructuras colosales y establecer, no como sustituto sino como deseable complemento, pequeños centros hospitalarios, distribuidos entre los núcleos de población, en los que se atendiera esa inmensa mayoría de casos que en realidad no precisa de sofisticación técnica y que, en cambio, se beneficiaría mucho de una asistencia más *casera* sin que por ello se deba renunciar a las ventajas que lleva consigo una atención moderna. No se trata de resucitar las aladas tocas monjiles, pero sí de que el enfermo no se sienta anonadado, sino que atraviese la inevitable vivencia de la enfermedad en un ambiente más a su medida, algo que por desgracia está siendo desbancado por el progreso.

Y dicho esto como descargo de conciencia y con propósito de enmienda, veamos algunos de los casos que suceden en las salas del hospital.

En el hospital infantil donde trabajo estaba ingresada desde hacía varias semanas una niña de pocos meses de edad afectada de gravísimas malformaciones congénitas que ponían su vida en serio peligro, aunque se iba consiguiendo, eso sí, a duras penas, que sobreviviera. Nadie iba nunca a visitarla y los médicos sólo sabíamos que era hija de una mujer dedicada a la prostitución que un día la trajo a Urgencias y no volvió por el hospital. Pero una mañana, a muy última hora, cuando ya finalizaba la jornada de trabajo para mí, aparecieron por la sala la madre de la niña acompañada de otra mujer de más edad y que a todas luces era la dueña del prostíbulo donde aquélla ejercía su oficio, y un sacerdote, dispuestos a bautizar a la enfermita sin más dilación. No había, por supuesto, nada que objetar y los tres pasaron a la habitación en que estaba la pequeña cuna. Mas he aquí que el sacerdote exigió la presencia de algún hombre que cumpliese la misión de padrino en la ceremonia; el puesto de madrina lo ocuparía la *madame*. En aquellos momentos el único varón presente en toda la planta era yo, a punto de irme; el resto del personal, enfermeras, auxiliares, etc., eran mujeres.

De modo que me tocó a mí ser el improvisado padrino de aquel bautizo que se celebró en la misma habitación. A la niña, por decisión, claro está, de la madre, se le impuso el nombre de Jenifer, muy frecuente por aquella época en casi todos los estratos sociales de nuestro país; la pobre chiquilla fallecería pocos días después de esta escena. Finalizada la ceremonia, el sacerdote y la madre de la criatura me dieron las gracias y se retiraron. Pero la *madame,* mi reciente *comadre* —un vínculo que acababa de adquirir sacramentalmente—, se retrasó un poco y acercándose a mí me alargó algo en la mano. Era una tarjeta con la dirección de su «empresa» en la madrileña plaza de Santa Cruz, a la vista del Ministerio de Asuntos Exteriores y a dos cortos pasos de la Plaza Mayor. Con una sonrisa cómplice en el rostro lleno de afeites me dijo:

—Muchas gracias, doctor. Aquí tiene nuestra dirección. Para lo que usted quiera y cuando quiera—. Y al decir esto último me pareció que me guiñaba furtivamente un ojo.

Desde entonces, y han pasado ya muchos años, sé que tengo una invitación para hacer uso de los servicios venéreos de aquella casa. Gentileza de mi *comadre* que, bien es verdad, nunca he utilizado. No me negarán que fue una curiosa manera de agradecer y hasta de pagar mi breve pero necesaria presencia en aquel acto. La mujer me dio lo que a su juicio tenía más valor, su fuente de ingresos y su modo de vida, por más que éste pueda parecer vitando a muchos bien pensantes. Y como dice nuestro refranero, quien da todo lo que tiene, no está obligado a más.

El caso que voy a narrar a continuación tiene algunos detalles de similitud con el anterior y también lo viví de forma personal, dejándome en el recuerdo una huella muy particular. Se trata de uno de los primeros niños afectados de SIDA que se atendieron en España, cuando todavía esta terrible enfermedad era apenas conocida, muy a principio de los años ochenta, y se daban los primeros y balbucientes pasos en su tratamiento. La historia de Jose —este era su nombre— me impresionó tanto que decidí escribirla en forma de cuento, aunque todo lo que en él se relata es absolutamente cierto y sucedió tal y como allí se dice, hasta el mínimo detalle. Lo titulé *Un niño diferente* y ahora lo resumo aquí porque creo que contiene todos los datos para formar parte de un libro como éste en el que se habla de aspectos humanos de la medicina.

«Jose se está muriendo mientras el médico le ausculta. Jose tiene año y medio de edad y desde que tenía un mes no ha salido del hospital ni apenas de la habitación en que ahora se muere. Realmente, aunque hubiera podido, no tenía adónde ir. Sus familiares le llevaron una tarde al hospital, por un catarro, y desaparecieron sin decir palabra. Al principio se le instaló en una sala con otros dos o tres niños a la espera de localizar a sus padres y mientras se curaba su proceso banal. Pero a los pocos días todo cambió para Jose. En los análisis se detectó que tenía SIDA. Hubo que cambiarle de habitación a otra donde permaneciera aislado, tanto para evitar el contagio de otros niños como para alejarle del riesgo, para él gravísimo, de contraer alguna infección que en los demás no supone más que un leve trastorno.

»Desde ese momento, Jose ya no es un enfermito más en la planta pediátrica: es un enfermo, para su desgracia, muy especial. Junto a la puerta de su habitación cuelgan varias batas verdes que todo el personal se ha de poner antes de entrar, lo mismo que una mascarilla y unos guantes. Jose va a tener delante, durante casi toda su vida, sólo a enmascarados y apenas va a sentir el contacto de otra piel sobre la suya. Sobre una mesa, a los pies de la cuna, están depositados sus biberones, su ropa, el material clínico de uso diario: todo para él solo, marcado de forma especial y destinado a ser incinerado aparte también de lo de los demás.

»El personal médico y de enfermería cumple a rajatabla las normas que, por escrito, les han sido remitidas por los servicios responsables de epidemiología. Durante unos minutos, el médico, embutido en el ropaje de precaución, palpa, ausculta, observa a Jose; luego se lava a conciencia y sale de allí hasta la visita del día siguiente. Las enfermeras y auxiliares entran también a ratos para cumplir con sus obligaciones. El resto del día Jose está solo, completamente solo, con su cuna junto a un ventanal que él no puede ver.

»Jose ha ido creciendo, con infecciones repetidas que los antibióticos y las otras armas terapéuticas de la medicina moderna controlan a trancas y barrancas; con grave afectación cerebral provocada por el curso inexorable de su enfermedad; casi ni se mueve; es como un vegetal en su rincón. Pero es precisamente ahora cuando el personal que le atiende con la asepsia que prescriben los tratados, empieza a relajar el cumplimiento de esas normas. Que no se enteren los altos jefes, pero ya a cualquier hora hay alguien que entra en la habitación de Jose, con bata, guantes y mascarilla, eso sí, pero no por la obligación del servicio, sino sólo por hacerle una carantoña o para moverle el sonajero o el muñeco que otro le ha traído medio a escondidas. También el médico se queda más rato cuando acaba de explorarle a diario y le habla y, además de palparle con actitud clínica, le acaricia con gesto humano. Poco a poco, todo el Servicio va cambiando. Jose sigue aislado porque no hay más remedio, pero aislamiento ya no es igual en su caso a soledad. Tiene en la habitación más juguetes que los otros niños a pesar de que él no los puede manejar y ni siquiera es seguro que los vea. Hasta las batas y las mascarillas y los guantes se van omitiendo; sólo se mantiene el lavado cuidadoso antes de salir de la habitación. Una auxiliar besa la cara a Jose interponiendo entre sus labios y la piel grisácea del niño el plástico de un guante. A todos les parece que Jose sonríe cuando le hacen cucamonas; seguramente no es verdad, pero da lo mismo, lo importante es creer que se siente algo feliz.

»La enfermedad va progresando y la situación social de Jose sigue inamovible. Los familiares no dan señales de vida y sólo en un par de ocasiones alguien que dice ser la abuela llama por teléfono desde otra ciudad para preguntar si ya se ha muerto. Algunos miembros del personal hospitalario hablan de llevárselo en adopción, pero lo dicen con la boca pequeña y, además, la cosa no es tan fácil ni por el estado físico cada vez peor, ni por la situación jurídica no bien definida. Por otro lado, niños afectos de la misma enfermedad, pero sin la extrema gravedad del caso de Jose, han esperado en vano una adopción por los cauces normales ya que la sola mención al SIDA ha hecho desistir a los potenciales padres adoptivos.

»Al ventanal que Jose no puede ver llegan las más altas ramas de un árbol del patio. Sus hojas han ido cambiando de color, han desaparecido y han vuelto a renacer. Gorriones y mirlos se han posado en ellas y quizá han mirado la camita del otro lado del cristal. Hojas y pájaros son, tan cerca de los ojos nublados de Jose, los mojones del paso del tiempo. Con más de un año entre estas paredes, Jose es ya una parte del Servicio; se le cuenta poco menos que entre los miembros del mismo y se habla de él en los cambios de guardia como de un familiar de todos: *nuestro Jose*.

»Sin duda, durante estos meses de convivir con él, todos se han interrogado alguna vez sobre el porqué de que este niño —como otros, pero éste es algo especial— haya de encontrarse en esta situación. Sus padres, al parecer, drogadictos; su familia entera, ya se ve, despreocupada de su suerte y, a buen seguro, llena de lacras físicas y morales. Se habrá buscado cien veces, mil, la culpabilidad en esa familia, en la sociedad que abriga en su seno tantas aberraciones y hasta las favorece o, a lo sumo, las intenta controlar con medidas higiénicas; según el estado de ánimo o la conciencia de cada cual, se habrá imputado una parte de responsabilidad; pocas veces se habrá rozado el lado ético de la cuestión porque eso hoy apenas se lleva y todos pasan de puntillas a su vera. En cualquier caso, desde todos los puntos de vista, la conclusión a la que habrán llegado es la misma: el único inocente es Jose; los niños son los únicos que están siempre limpios de culpa aunque les ensuciemos con las nuestras.

»Jose se está muriendo mientras el médico le ausculta. El médico se quita el fonendo, coge entre sus manos, hace mucho sin guantes, un poco de agua y la echa sobre la cabeza del pequeño moribundo; es el *agua de socorro,* un bautismo de urgencia, lo último que puede hacer por ese niño que ha dependido de él durante toda su amarga vida: "Yo te bautizo, José —ahora, por primera vez se pronuncia su nombre correcto—, en el nombre del Padre y del Hijo y del Espíritu Santo". El médico vuelve a auscultar, pero a la vez acaricia la cabeza que yace sin fuerza alguna sobre la almohada. A sus oídos llega cada vez más espaciado y tenue el latido; la respiración se adivina más que se ve. Jose se está muriendo en silencio. Jose acaba de morir: *Brille sobre él la luz perpetua.*»

La muerte, en cuanto acabóse de una persona, es cuestión que aparentemente no debe inducir a tratarla como motivo de risa o broma. Sin embargo, y mal que nos pese, hay ocasiones en que se conjugan tales circunstancias que al cabo de un tiempo, cuando se recuerdan, no es que hayan perdido el tinte de tragedia que tuvieron en el momento de suceder, pero sí adquieren un matiz que por lo menos las convierte para la memoria en tragicomedia; es una pizca de *humor negro,* una tendencia muy común en los hombres y que los psicoanalistas nos presentan como una vía de escape del subconsciente utilizada por nuestro pensamiento para no enfrentarse a la cara oscura de la muerte.

En una habitación de dos camas, el paciente que ocupaba la más alejada de la puerta había fallecido y no tenía acompañantes ni familiares. En la cama de al lado otro enfermo había asistido a la agonía de su vecino sin otra separación que aquel célebre biombo al que me referí anteriormente en este mismo capítulo. Cuando se produjo el óbito, el personal sanitario cubrió la cara del muerto con la sábana y salió de la habitación para iniciar los trámites de traslado del cuerpo a las dependencias correspondientes, al depósito de cadáveres del propio hospital.

El enfermo de la puerta no podía resistir la tensión nerviosa del momento, estaba enormemente angustiado y en un reflejo infantil agarró el embozo de su cama y con él se tapó por completo para paliar, como haría efectivamente un niño, el susto que le embargaba en aquella situación que estaba sucediendo en su inmediato alrededor; y así decidió permanecer hasta que retiraran el cuerpo del muerto.

La enfermera llamó al camillero y le dio la orden:

—Recoge al fallecido de la habitación X y trasládalo al depósito.

No debió de expresarse con demasiado detalle, no dio el número de la cama sino sólo el de la habitación, y el camillero, desde luego, no conocía personalmente a los ocupantes de la misma. De modo que entró y lo primero que vio fue un cuerpo inmóvil que yacía bajo la ropa de la cama; junto a él un biombo mantenía a cubierto la otra cama y seguro que allí estaría el otro paciente, el vivo. Cogió, pues, la cama en la que él pensó que estaba el fallecido y salió tirando de ella camino de los ascensores. El atemorizado enfermo imaginó que le cambiaban de habitación y agradeció en su corazón aquel detalle, pero aún le atenazaba el miedo y no se atrevió a decir nada ni a destaparse hasta que todo hubiera pasado.

En el ascensor, que descendía algo traqueteante hasta el sótano donde estaba instalado el tanatorio, el camillero, muy acostumbrado a estos menesteres de su oficio, iba tranquilo, tarareando una cancioncilla de moda, muy ajeno a lo que se le venía encima. En una de las sacudidas, al enfermo le pareció que el traslado duraba ya mucho, no parecía ir a una habitación de la misma planta y eso le extrañó. Así que decidió preguntar. Retiró de un manotazo la sábana que cubría su rostro y se incorporó en la cama.

—¿Adónde vamos?

El camillero lanzó un grito desgarrador y como en ese mismo momento se abrió la puerta del ascensor, salió despavorido corriendo por los pasillos. Con los ojos desorbitados y un rostro blanco como las paredes, a pesar de la carrera, no cesaba de gritar:

—¡Está vivo, madre mía, está vivo!

El episodio terminó bien para sus protagonistas; todos lograron tranquilizarse y se aclaró el motivo del equívoco. En los cortos minutos que duró fue digno de una escena de Hitchkok, pero luego entró a formar parte de las antologías de humor hospitalario; de humor, ya dije, negro, pero no por eso menos divertido, rompedor de tensiones y subconscientemente ahuyentador de miedos humanos.

El muerto de la historia anterior no tenía compañía; el de la siguiente la tenía quizá en exceso.

Era una de mis primeras guardias como médico interno en un gran hospital. Tenía el miedo del principiante agudizado por la responsabilidad de ser a quien primero llamarían para cualquier situación inesperada que se presentase en todo el hospital durante todo el día y toda la noche. Luego podría recurrir a los médicos de plantilla con más experiencia, pero el primer golpe lo iba a tener que parar yo. La jornada, afortunadamente, discurría tranquila; apenas un par de llamadas de poca importancia que resolví sin dificultad, lo que sirvió para que me creciera en mi autoestima y tomara una cierta conciencia de seguridad. Nada más falso, como no iba a tardar en comprobar.

El origen de la siguiente llamada ya era de por sí desconcertante: los velatorios. ¿Para qué reclamaban con urgencia al médico de guardia en aquel lugar donde, por definición, la medicina ya no tenía nada que hacer? Misterio, pero con prisas.

Cuando llegué, un celador me esperaba en la puerta y al ver mi extremada bisoñez se sonrió.

—¿Qué pasa? —pregunté sin saber si aquella sonrisa era de amistad y apoyo o de burla.

—Que los familiares del número cuatro dicen que está vivo.

—¿?

—Sí, que dicen que el cadáver está sudando y eso es que está vivo.

En el «número cuatro» había un revuelo considerable. Al menos una docena de personas acompañaban en el velatorio a la viuda de un hombre fallecido esa tarde; y todos mostraban un inusual estado de agitación. El que parecía llevar la voz cantante de la reunión era un sujeto de mediana edad, rostro rubicundo y ojos que se agitaban nerviosos mirando a unos y otros hasta fijarse en mí.

—¡Doctor, doctor, está sudando, está vivo!

Confieso que me temblaban las piernas ante aquella situación tan inopinada, y en mi nerviosismo no acertaba muy bien con lo que tenía que hacer o con lo que toda aquella gente esperaba de mí. Me acerqué al centro del cuarto donde sobre una especie de mesa reposaba el cadáver amortajado que sólo dejaba ver el rostro. Efectivamente, aquella piel estaba perlada de pequeñas gotas líquidas que no correspondían a otra cosa que a la humedad del ambiente sobrecargado condensándose sobre su fría superficie. Eso lo tenía muy claro en medio de mi turbación, pero había que hacer algo porque notaba fijos en mi cogote los ojos de todos los familiares y amigos del difunto y hasta los del burlón celador. Me puse el fonendoscopio en las orejas y retirando un poco la sábana que servía de mortaja comencé a auscultar al cuerpo yerto. Lo lógico hubiera sido no escuchar nada, como es natural, pero mi nerviosismo hacía que los latidos de mi propio corazón me subieran sonoramente a los oídos y ya no sabía distinguir si lo que escuchaba era mi corazón o el de aquel hombre. Procuré tranquilizarme hasta que fui capaz de discernir los sonidos y entonces me quité el fonendo y dándome la vuelta me encaré con los familiares y con su portavoz procurando parecer lo más profesional a la vez que compungido.

—Lo siento, pero este hombre está muerto.

—¿Muerto?, ¿y por qué suda? —insistían.

Les di una concisa explicación y salí del velatorio lo más aprisa que pude sin que se notara que estaba huyendo, que era en realidad lo más parecido a lo que hacía. Busqué al médico residente y le conté lo sucedido sin ocultarle que por un momento había dudado sobre la muerte efectiva de aquel hombre, por lo que quizá sería oportuno que acudiera él al velatorio para efectuar una comprobación. Se rio de mí aunque terminó por confesarme que a casi todos los médicos les había pasado algo similar en sus primeras jornadas de guardia. Se ve que lo del muerto que suda es un caso relativamente frecuente; o lo era, porque en los tanatorios actuales hay eficaces sistemas de ventilación y refrigeración que impiden situaciones como ésta.

Y dejemos de hablar de muertes para ocuparnos ahora de la vida en uno de sus aspectos más gratificantes para el común de las personas.

La estancia en el hospital y el padecimiento de la enfermedad que ha llevado allí al hombre o a la mujer no son suficientes en la mayoría de los casos para apagar el deseo sexual, aunque haya que reconocer que limita mucho las posibilidades de manifestarlo. No obstante, hay personas con mucha iniciativa en este sentido y que no se paran en mayores consideraciones cuando les apremia la necesidad o el apetito; siempre encuentran el cómo, el cuándo y el dónde y, sobre todo, el con quién.

Una enfermera entró en una habitación, poco después de finalizada la hora de las visitas, para administrar una medicina a un paciente que llevaba ya varios días encamado y con un goteo puesto en una vena del brazo. Se sorprendió al ver la cama vacía y que había desaparecido incluso esa especie de perchero metálico donde se cuelgan boca abajo los frascos de suero. No había nadie más en la habitación a quien preguntar por el paradero del paciente, de modo que la enfermera salió al pasillo reclamando ayuda a una compañera para buscarlo; algo muy raro tenía que haber sucedido porque aquel hombre no estaba para moverse mucho y menos para abandonar la cama sin auxilio de otra persona. En eso, las dos enfermeras creyeron escuchar ruidos extraños, como jadeos o lamentos, saliendo del pequeño cuarto de baño de la habitación y tras mirarse entre sí unos instantes decidieron abrir la puerta que carecía, por elementales motivos de seguridad, de pestillo o cualquier otro sistema de cierre desde el interior.

Abrieron, pues, y allí estaba el enfermo, todavía con su goteo puesto, dedicado a la tarea de saciar su apetito sexual con su esposa que había ido a visitarle esa tarde. Sin duda alguna sus fuerzas exhaustas por la enfermedad se habían recuperado notablemente ante la posibilidad de aquel contacto. La naturaleza tiene a veces muy extrañas formas de curación y alivio.

En las salas pediátricas de un hospital militar estuvo a punto de consumarse una tragedia por culpa también de una «apretura» sexual, aunque en este caso no se trataba de un enfermo, puesto que los allí ingresados eran niños de corta edad. En la misma habitación había dos niños a los que hacían compañía casi permanente el padre de uno y la madre del otro; de día y de noche. Muchas horas compartiendo ansiedad por el estado de los respectivos hijos; muchas horas también de conversación que hubo de derivar desde los temas intranscendentes con que suelen comenzar estos diálogos hacia otros de mayor intimidad; muchas horas, en fin, de forzada convivencia. Y la vecindad, como ya se imaginan, fue tomando otros derroteros que ya se sabe por el refranero que el hombre es fuego, la mujer estopa —o al revés—, viene el diablo y sopla. Y claro que vino y sopló. Una noche aquel hombre y aquella mujer no pudieron resistir más sus mutuas tentaciones y acabaron en el suelo de la habitación dando rienda suelta a su pasión. Pero el diablo no sólo sopla sino que se entretiene en otras pillerías. Y aquella noche y en el preciso momento en que la pareja se refocilaba, apareció por allí el padre del niño enfermo, marido de la adúltera que yacía en el suelo, y se armó la de San Quintín.

No olvidemos que la escena se desarrollaba en el recinto de un hospital militar, así que el recién llegado ejercía esta profesión y en aquella hora portaba en su cinturón el arma reglamentaria de su grado. Como en un drama calderoniano en versión moderna, desenfundó la pistola y se dispuso a matar allí mismo a su mujer y a aquel individuo que le estaba ultrajando la honra en el duro suelo. La oportunísima llegada de varios miembros del personal de guardia, alertados por los gritos que precedieron al inminente tiroteo, pudo impedir que las cosas fueran a más y se consumara la tragedia. Mientras tanto, los dos niños, en sus cunitas, permanecían dormidos bien ajenos al caos que se estaba viviendo a su alrededor entre sus progenitores.

Sin llegar a los extremos que acabamos de ver, no es ni mucho menos infrecuente el establecimiento de relaciones más que cordiales entre los acompañantes de distintos enfermos cuando pasan muchas horas en las respectivas cabeceras. A ello pude contribuir la tensión que debe mantenerse soterrada mientras se está junto al familiar enfermo, pero que aflora con energía en los momentos en que se abandona esa vela. Así han nacido, en el ámbito aparentemente poco favorable de una habitación de hospital, muchos amores no siempre lícitos y ni tan siquiera previsibles en otras circunstancias. Por ejemplo, una señora madurita, hasta entonces modélica ama de casa, se fugó con un guitarrista ambulante, de los que montan su recital en los pasillos del Metro, al que conoció también en una de estas situaciones hospitalarias. Seguramente jamás había pasado por su cabeza semejante dislate, pero debieron cruzársele los cables de la imaginación y quién sabe qué aventura soñó vivir con su nueva compañía. Lo más gracioso es que los dos cónyuges burlados terminaron también por entablar una amistad —las penas unen mucho— que, a juicio de las enfermeras que observaban a diario su comportamiento, llevaba un camino recto y rápido al catre. Con lo cual el destino compuso de esta forma tan singular dos nuevas parejas que quizá se habían buscado durante años sin encontrarse.

De entre todas las dependencias de un hospital, la que resulta más impresionante, la que provoca mayor angustia entre los familiares del enfermo, y en éste si mantiene un cierto grado de conciencia, es la Unidad de Vigilancia Intensiva, conocida como UVI. Allí están, efectivamente, ingresados los casos más graves, los que precisan de una atención intensiva por el personal sanitario y la aplicación para su supervivencia de los más sofisticados medios técnicos. El enfermo en la UVI es siempre un enfermo crítico, cuya vida está durante más o menos tiempo en inminente peligro. La tensión que se vive en estos servicios es tan grande que obliga a que el personal cambie periódicamente de ocupación so pena de sufrir graves alteraciones psíquicas como crisis de ansiedad o profundas depresiones. Si a todo médico o enfermera le supone un importante trauma psicológico la muerte de un paciente, hay que pensar lo que será para los de estos servicios donde, por su propia naturaleza, la mortalidad alcanza niveles próximos al cincuenta por ciento.

Los familiares de pacientes allí ingresados asisten con angustia a las entradas y salidas de los médicos para abordarlos en requerimiento de alguna información sobre el estado del enfermo y muchas veces sólo reciben el comentario de que hay que seguir esperando porque ese estado puede variar radicalmente en el curso de minutos o de horas. Algunas de esas personas se refieren a su familiar diciendo gráficamente que *está entre cristales,* puesto que tal es la imagen más visible para ellos de una UVI: una estancia acristalada —para una mejor vigilancia por parte de las enfermeras— a donde suele estar muy restringido el acceso de visitantes.

Un hombre explicaba a otro la situación de un enfermo:

—Está *motorizado* (monitorizado) en la *urbis* (UVI) porque ha *revolucionado* (evolucionado) mal de la operación.

Es costumbre que a los enfermos se les dejen sobre la mesilla aquellos medicamentos para cuya administración no sea precisa la intervención del personal de enfermería: pastillas, sobres, jarabes, cremas o supositorios. Se les suelen poner en un vaso de plástico con el nombre del paciente o el número de la cama que ocupa, instándoles a tomarlos a la hora conveniente indicada por el médico durante su visita diaria.

A aquel viejecillo, la enfermera le colocó en la mesilla un supositorio diciéndole que se lo pusiera antes de dormirse. Era un enfermo añoso, muy corto de vista y tampoco muy largo de entendederas, que mostraba siempre una actitud retraída, quizá porque habiendo llegado hacía pocos meses a la gran ciudad desde el pueblecillo donde transcurrió toda su vida anterior, se encontraba en el gran hospital absolutamente desarraigado y todo aquel complejo de personas y aparatos le sobrecogían. Atendió, pues, a las indicaciones de la enfermera y echó un vistazo de soslayo a la mesilla junto a su cabecera. Eso de ponerse un supositorio no terminaba de convencerle, pero puesto que no había más remedio que cumplir con lo que allí le mandaban, por lo menos lo haría cuando se apagaran las luces de la habitación, buscando una mínima intimidad frente a los pacientes que ocupaban las dos camas contiguas.

A la mañana siguiente, otra enfermera entró en la habitación con una bandeja en la que portaba nuevos vasitos con las medicinas de esa hora. Al llegar junto al anciano se sorprendió de que el supositorio de la noche anterior permaneciese sobre la mesilla.

—Pero, hombre, ¿cómo no se ha puesto usted el supositorio que le dejó mi compañera?

—Pero si me lo he puesto —contestó el hombre con una voz que denotaba firmeza—. Anoche, antes de dormirme, me lo puse.

—¡Qué se lo va a poner si está aquí!

La voz del anciano pareció quebrarse ante la evidencia de aquel supositorio que ahora estaba en la palma de la mano de la enfermera ante sus ojos.

—Yo le juro, se lo juro, que me lo puse...

Una luz como un fogonazo iluminó de pronto el pensamiento de la enfermera. Miró con atención la superficie de la mesilla y comprendió rápidamente que allí faltaba algo que los días anteriores había visto, aunque sin prestarle demasiada atención: una pequeña figurita de plástico fosforescente de la Virgen de Fátima. ¿Sería posible lo que estaba imaginando?

Sí, era posible. El viejo enfermo, con la oscuridad que protegía su pudor, había echado mano a la mesilla y topó con la virgen confundiéndola con el supositorio e introduciéndola por la vía natural a la que iba destinado éste.

El episodio finalizó también de una forma muy natural con la expulsión de tan extraño objeto y el consiguiente corrimiento del paciente que terminó de sentirse en el hospital como gallo en corral ajeno.

Hoy día, y desde hace ya muchos años, las enfermeras son unas profesionales con una excelente formación teórica y práctica que ejercen su labor como íntimos colaboradores de los médicos. Pero en otro tiempo, algunas de ellas carecían casi totalmente de estudios sanitarios, lo que con frecuencia dificultaba la correcta ejecución de las órdenes dictadas por el médico. Es lo que sucedió en el episodio siguiente.

El doctor indicó que a un determinado paciente se le aplicase una inyección de vitamina B_{12} por vía intramuscular. Cuando en la siguiente visita preguntó al enfermo qué tal se encontraba, éste contestó:

—Estoy mejor, pero las dos inyecciones de ayer todavía me duelen.

—¿Cómo que dos inyecciones? —repuso sobresaltado el médico—, yo sólo mandé que le pusieran una.

Y llamó a la enfermera para aclarar aquel equívoco.

—Señorita, ¿no le dije yo que a este paciente le administrara *una* inyección de vitamina B_{12}? ¿Cómo resulta que le han puesto dos?

La enfermera ojeó la carpeta en la que se anotaban todos los datos de cada enfermo, arrastró el dedo por varios renglones como apoyo de la vista y por fin, sacudiendo la cabeza y sonriendo como quien da con la solución de un arduo problema, contestó:

—Es que como no encontré ampollas de vitamina B_{12} le inyecté *dos* de vitamina B_6.

El error no tuvo, afortunadamente, trascendencia para el estado del enfermo, pero podía haberla tenido, y mayúscula, si el medicamento tergiversado hubiera sido otro. Ella seguramente puso su mejor voluntad y hasta su punto de pundonorosa iniciativa en resolver el problema, pero este caso demuestra bien a las claras que sobre el querer está siempre el saber. Hoy, desde luego, un suceso como éste no pasa de ser un chascarrillo que se cuenta a las aplicadas estudiantes de enfermería para romper un poco el tedio y la tensión con que transcurre su duro aprendizaje.

La mayoría de los hospitales disponen de un servicio de seguridad encomendado a alguna de las múltiples empresas de vigilancia que ofrecen personal cualificado para ese menester en los más diversos ámbitos de la sociedad. En uno de los hospitales donde yo trabajé, a esos vigilantes se los denominaba *mancuentros* y el nombre ha tenido éxito y se ha difundido a otros muchos centros. Pero veamos el origen de esta palabra.

En aquel hospital, la dirección decidió un buen día implantar el hasta entonces inexistente servicio de seguridad. Era una época en que una importante agitación sindical promovía iniciativas que muchas veces se demostraban disparatadas; como en este caso. Se utilizó la creación del nuevo servicio para promover a él a determinados trabajadores de los estamentos menos favorecidos en la jerarquía hospitalaria: limpiadoras, pinches de cocina, camilleros, etc. Pudo ser una buena idea si se les hubiera dado la suficiente formación para su nuevo destino; pero no; sencillamente se les vistió de uniforme, se les proporcionaron medios disuasorios como porras de caucho y, eso sí, para mantener una cierta coordinación entre el enorme conjunto de pabellones y dependencias del gran hospital, se les dotó a cada uno con un sistema de intercomunicación, uno de esos *walky-talky* que usan otras unidades de seguridad como la policía o los bomberos.

La eficacia de esos vigilantes improvisados se demostró bien pronto como nula en el momento que surgieron auténticos problemas de seguridad que sobrepasaban con creces su inexistente formación; al final hubieron de ser sustituidos por vigilantes profesionales, aunque su contratación le saliera más cara a las arcas del hospital. Pero el caso es que mientras duró aquel inicial servicio, los intercomunicadores por radio se convirtieron en el utensilio predilecto de sus usuarios que los manejaban muchas veces como si se tratara de un juguete. Era raro ver a alguno de esos vigilantes que no estuviera utilizando el aparatito; lo hacía, además, con esa peculiar jerga aprendida en tantas películas: *cambio, corto, alfa, bravo, charly,* etc. Pero, sobre todo, era graciosísimo oírles comunicar a la centralita o a algún compañero su posición en cada momento; la forma más habitual de hacerlo era con expresiones como éstas: «*Mancuentro* en la puerta principal. Cambio»; «*mancuentro* camino de los aparcamientos, cambio y cierro». Y, claro está, se quedaron con el nombre de *mancuentros* que heredaron sus sucesores, muchos de los cuales, por cierto, cojean del mismo pie.

El personal de estos servicios de vigilancia debería tener poco que hacer en un recinto hospitalario donde se supone que todo el que llega lo hace con una preocupación distinta a la de armar gresca o crear problemas de seguridad. Pero no es así. Los servicios de urgencias en los grandes hospitales reciben con mucha frecuencia a heridos o lesionados en reyertas callejeras o en otras situaciones violentas, y muchas veces esos pacientes o sus acompañantes continúan con su estado de agresividad mientras son atendidos. De modo que suele haber broncas en las que se ve involucrado el personal sanitario, y allí debe acudir el servicio de seguridad.

En realidad son muchas las situaciones que sobrepasan la pura rutina hospitalaria aun cuando ésta sea la acelerada de Urgencias. Y también es muy variado el tipo de sujetos que las provocan y las protagonizan. Un psicólogo nos explicaría que cualquier persona, llevada a unas condiciones límite, es capaz de responder a ellas con una reacción violenta, impensable en circunstancias normales de su vida. Aun así no cabe duda de que algunas personas tienen el *pronto* más fácil que otras, y que ciertos grupos sociales son especialmente proclives a la conflictividad; los gitanos, por ejemplo.

La etnia gitana no es uniforme en su grado de inserción social ni en sus comportamientos frente a esa misma sociedad en la que unos pocos se integran y unos muchos se enquistan. Lo *políticamente correcto* es hoy hacer pública manifestación de antirracismo y de tolerancia absoluta para con cualquier minoría sea cual sea el comportamiento de ésta. Y claro, si alguien va a decir algo contra los gitanos será enseguida vituperado por la mayor parte de sus conciudadanos, defensores acérrimos de la tolerancia cuando no les toca tolerar a ellos. Para hablar con precisión de cualquier cosa es imprescindible un conocimiento directo del asunto y aquí es precisamente donde fallan las argumentaciones de los dogmáticos.

El autor de este libro, como cualquier médico que trabaje en un hospital público, tiene amplia y personal experiencia de la cuestión gitana, y por ello arrostra sin complejos de *incorrección* el contar algunos casos de su trato hospitalario. Vaya por delante una obligada matización. Acabo de decir que no se puede generalizar; conozco numerosas personas de raza gitana, y que no han renunciado a muchas de las peculiaridades de la misma, que, sin embargo, se encuentran integradas sin la menor estridencia en la sociedad mayoritariamente *paya,* por utilizar la denominación *caló* para los no gitanos. Hacia estas personas nadie, creo yo, siente la más mínima animadversión. El rechazo muy generalizado hacia los gitanos —como hacia algunos otros grupos étnicos establecidos en nuestra sociedad— no es, pues, racismo, como se etiqueta tantas veces y desde tantas tribunas. No se les mira distinto por ser de otra raza o tener otras costumbres, que aquí en España en cuanto a mezclas de sangre y a variedad de costumbres tenemos para dar y tomar. El rechazo se siente hacia aquellos que se comportan como parásitos de la sociedad y que además manifiestan una actividad con mucha frecuencia delincuente; sean de la raza y con los usos que sean; lo que pasa es que entre esos grupos marginales, los gitanos ocupan una de las primeras plazas. Y por cierto —y esto lo podrán corroborar quienes tratan a diario con ellos— que esa marginación es casi siempre asumida y hasta defendida voluntariamente por sus miembros. No les hace diferentes nuestro rehúse social; quieren vivir fuera de toda norma y vulnerando las que la sociedad se ha dado a sí misma.

Una de las características de la comunidad gitana —encomiable desde muchos puntos de vista— es su concepto de familia patriarcal que se transforma muchas veces en verdaderos clanes con su propia ley dictada de modo autocrático, indiscutible, por el patriarca o *faraón*. Cuando algún miembro del clan tiene un problema, todo el grupo humano, sin distinción de sexos ni edades, se pone en movimiento. Esta solidaridad de familia da lugar en ocasiones a grandes trifulcas entre un clan y otro, llegando hasta las luchas cruentas que vemos frecuentemente en las páginas de sucesos y que muchas veces han tenido como escenario los distintos departamentos de un hospital. Esto es especialmente habitual en los servicios de Urgencias a donde llega un herido en una de esas reyertas arropado por la compañía de los suyos; la llegada simultánea de otro lesionado del clan contrario desemboca en que las salas del servicio o los aledaños del centro se transformen en escenario de una batalla campal que suele finalizar con la intervención de la fuerza pública y con uno o dos heridos más que atender por los médicos de guardia.

Cuando un gitano ingresa en un hospital por la razón que sea, y sobre todo si está grave o ha de ser sometido a una intervención quirúrgica, acuden hasta allí decenas de miembros de su familia que durante unas horas o varios días van a protagonizar algunas escenas estrafalarias y a hacerse notar por todo el personal hospitalario y por las numerosas personas que por una u otra razón entran y salen a diario de uno de estos centros sanitarios. Ocupan salas de espera, vestíbulos, pasillos, con su indumentaria llamativa, su conversación a gritos que no se acalla por más que se les demande silencio una vez tras otra, y con su comportamiento ajeno a cualquier norma o control de los que obligan al resto de los mortales. Han llegado en grandes furgonetas que aparcan donde quieren y por lo general en los sitios prohibidos desafiando con su número y su actitud muchas veces agresiva a los guardas encargados de controlar el acceso de vehículos; y se disponen a pasar allí los días que hagan falta. Para esta permanencia, que se puede prolongar, toman las disposiciones necesarias que se la hagan más cómoda según su forma de entender la comodidad en la vida cotidiana.

Una noche, mientras un niño gitano estaba en el quirófano para una operación larga y de alto riesgo, la sala de espera del servicio de Urgencia en el hospital infantil se llenó con más de treinta gitanos vinculados familiarmente a los padres del paciente. Era invierno, hacía mucho frío en la calle, pero en aquella sala como en el resto del hospital la calefacción caldeaba el ambiente. Sin embargo, aquellos gitanos se debían regir por otro termómetro porque al cabo de unas horas no se les ocurrió otra cosa que sacar, no se sabe de dónde, quizá de alguna de las furgonetas aparcadas en la puerta, unas brazadas de leña y hacer una hoguera ¡en mitad de la sala!, e incluso pusieron sobre el fuego un gran puchero en el que tenían la clara intención de hacerse un caldo para pasar la noche. Desde la Urgencia se llamó al servicio de seguridad en cuanto el humo se coló por la puerta, pues hasta ese momento nadie se había percatado de lo que estaba sucediendo. Hubo gritos, alguna agarrada entre los *acampados* y los guardias mientras el tufo se extendía por todas partes, y por fin, con toda suerte de amenazas se consiguió que trasladaran la fogata a un rincón del aparcamiento donde, efectivamente, continuó la vigilia hasta la mañana siguiente.

En otra ocasión, el pequeño jardincillo que rodea una de las alas del hospital fue tomado por otro clan gitano como lugar de acampada. Instalaron tiendas de lona, encendieron fuegos para cocinar y calentarse en corrillo y hasta trajeron a sus inseparables perros. No hubo forma humana ni recurso policial para desalojarlos, y allí siguieron durante más de quince días dando a los alrededores del hospital un aspecto de *aduar* nómada que dejaba estupefactos a cuantos pasaban por su cercanía. Cuando al fin levantaron el campamento, coincidiendo con el alta médica de su pariente, el espectáculo del jardín era el de un lugar por donde hubiesen pasado varias de las plagas de Egipto o el famoso Atila. Ni una brizna de hierba, mucho menos un rosal o un macizo de cualesquiera otras flores, quedaba con vida. El área que dos semanas antes adornaba con sencillez aquel rincón del hospital era ahora un yermo amarillento y sembrado de los más variopintos desperdicios: plásticos, cristales rotos, restos de comida, excrementos humanos y animales. Hubo que levantar toda la capa de tierra con una excavadora y sustituirla por otra nueva para poder replantar césped y unos cuantos rosales.

Pero no sólo son capaces de arrasar un jardín. Cuando una nube de estos individuos pasa por un hospital ya se sabe que con ella van a *volar* muchos de los objetos que componen el mobiliario y enseres de sus distintas dependencias: ropa, material de aseo en los cuartos de baño, pestillos y cerraduras de puertas, tapas de inodoro, hasta los sifones de los lavabos, con la consiguiente inundación cuando otra persona va a hacer uso de los mismos; material sanitario de pequeño tamaño que queda al descuido encima de algún mueble o sobre el mostrador de los controles de enfermería. En un hospital, la dirección, sin duda imbuida de buenas intenciones y como conocimiento de los hechos reales, decidió instalar en la sala de espera de Urgencias un televisor y un aparato de vídeo para entretener la inquietud de los pacientes y sus acompañantes. El vídeo no duró ni veinticuatro horas; el televisor, anclado por dos tornillos a su soporte metálico, aún permaneció en su sitio dos días más, los que alguien tardó en proveerse del destornillador adecuado.

La razón de ser de los hospitales es proporcionar los medios adecuados y muchas veces complejos para la curación o alivio de las enfermedades. Hasta aquí esto no pasa de ser una verdad de Perogrullo, pero luego, como todo en esta vida, tiene sus matizaciones. Ya hemos visto anteriormente cómo el concepto de salud, y por tanto el de enfermedad, está influido muchas veces por criterios subjetivos del paciente o de sus allegados. Entre las personas que reciben asistencia hospitalaria esta subjetividad adquiere en ocasiones visos especialmente dramáticos.

La forzada convivencia con otros enfermos a que obliga la estancia en un hospital determina que se creen entre los pacientes vínculos de fugaz amistad y camaradería en los que el tema casi exclusivo de conversación es el intercambio mutuo de experiencias enfermizas. Síntomas, signos, hallazgos exploratorios y analíticos, tratamientos médicos o quirúrgicos, se convierten así en asunto de confidencia y, lo que es peor, de intercambio. De este modo no es raro que quien entró en el hospital con un padecimiento determinado manifieste al cabo de los días algún síntoma de la enfermedad del vecino de habitación o del esporádico amigo de planta. La hipocondría y su hermana menor la congoja del ánimo, se han de incluir entre las enfermedades contagiosas. Efectivamente, muchos síntomas *se pegan* y el médico debe estar siempre bien alerta para detectar estos contagios que pueden desvirtuar su actuación sobre cada enfermo.

Otras veces los enfermos se comportan como chiquillos envidiosos del juguete ajeno y van a exigir al médico que les realice a ellos también la prueba diagnóstica a la que se hizo acreedor el de la cama de al lado. El hospital goza, por su propia naturaleza de ultimo asidero de la medicina, de un alto prestigio en cuanto a sofisticación técnica en sus medios de trabajo y eso deslumbra a muchas personas que *necesitan* ser sometidas a esa tecnología, sea la que sea, para sentirse verdaderamente atendidas en su vivencia de enfermar. Por otro lado, en las salas de los grandes hospitales suele establecerse de forma espontánea una suerte de jerarquía entre los pacientes allí ingresados que está en función de la importancia que ellos mismos dan a su enfermedad y a los medios que el hospital está utilizando en sus cuerpos.

—Aquel señor de allí —le indica un enfermo a su esposa durante la hora de visita— tiene una *«estatopamplinosis de píloro»*, y mírale, como si nada. Aquel otro lleva aquí más de tres meses y los médicos todavía no saben lo que tiene; para que luego digan de tanto adelanto.

—A mí me han hecho ya tres escáner, dos endoscopias y un cateterismo y me van a hacer una resonancia de no sé qué, además he estado en el quirófano cinco veces —proclama otro sujeto ante un auditorio formado por los otros enfermos que han acudido a la sala de estar de la planta.

—¡Joder! —exclaman a coro los maravillados y envidiosos oyentes.

En ocasiones el médico tiene que disponer que a un enfermo especialmente receptivo para asumir como propias las dolencias ajenas se le traslade de habitación por su bien.

—Al de la cama 12 me lo trasladáis al otro extremo de la planta porque tiene un lobanillo en la nuca, pero como siga unos días más en esa habitación lo terminamos operando de hemorroides como a su vecino de la 13.

—Como a la enferma de la 215 no la demos pronto de alta va a recorrerse completos los síntomas de un tratado de medicina interna y nos va a obligar a hacerle de todo menos la autopsia.

Pero otra situación se plantea a veces aflorando en ella algo más estremecedor que una tendencia hipocondríaca.

Hay enfermos que, sencillamente, no quieren irse de alta cuando el médico dictamina que ya están en condiciones de hacerlo por haberse curado su enfermedad o por lo menos estar lo suficientemente aliviada como para que no sea preciso su seguimiento en régimen de hospitalización. Esta respuesta se denomina *hospitalismo* y es especialmente preocupante cuando se presenta en los niños.

El nacimiento de una dependencia exagerada del niño para con el hospital, con renuencia a la hora de salir de él y frecuentes reingresos que se atribuyen a recaídas, debe siempre hacer sospechar al médico la existencia en el ambiente familiar de alguna grave alteración de la convivencia. La sociedad actual, que parece ofrecer a los niños toda clase de caprichos y de actividades de distracción, no deja, sin embargo, mucho lugar para que esos niños disfruten de una sana y formativa vida familiar. El niño pasa de la escuela al televisor y a la cama sin haber cruzado en todo el día más de un par de docenas de palabras con sus padres; con los hermanos —en el caso de no ser hijos únicos que es una condición hoy muy frecuente—, los juegos se reducen a la contemplación simultánea del mismo programa televisivo; con los compañeros de colegio tampoco tiene mucho tiempo para establecer relaciones.

Para algunos niños, la estancia en el hospital supone un periodo de apartamiento de ese ambiente en el que no se encuentran a gusto sin saber cómo expresarlo. Allí reciben un atención más continuada, tienen a su alrededor niños de distintas procedencias que les aportan novedades de comportamiento y, para colmo, durante esa temporada sus padres y demás familiares les demuestran una mayor afectividad. Perder todo eso les resulta difícil y responden con aquella forma de vinculación más psíquica que orgánica al hospital.

En el desenlace de la siguiente historia se dan la mano dos actitudes que hoy proliferan en nuestra sociedad occidental, dominada simultáneamente por la fe en la ciencia y por la apelación a la justicia para la defensa de cualquier derecho personal que se considere vulnerado.

Una niña estaba hospitalizada en un prestigioso centro sanitario por padecer una enfermedad cancerosa. Su atención corría a cargo de los mejores especialistas que le aplicaban los más modernos tratamientos; pero éstos, desafortunadamente, se mostraron al cabo ineficaces y la enfermedad alcanzó un estado médicamente irreversible. Así se lo comunicó a los padres el médico jefe del equipo con harta congoja y un nudo en el estómago. La medicina no podía hacer más, ni allí ni en ningún otro sitio del mundo, puesto que las técnicas curativas, en contra de lo que mucha gente cree, son hoy universales y se aplican del mismo modo en España que en el resto de Europa o en América o en el hospital más sofisticado y famoso. El médico sugirió que la paciente regresara a su casa para pasar allí entre sus familiares y en su propio ambiente el tiempo que le quedaba de vida; los tratamientos paliativos, únicos todavía aplicables, se le podían administrar en casa tan bien como en el hospital.

Como los milagros existen y su desarrollo escapa de la comprensión humana, aquella niña, una vez que hubo llegado a su hogar, comenzó paulatinamente a mejorar de su enfermedad; desaparecieron los síntomas y se recuperaba el estado general. En unas semanas, el hasta entonces previsible desenlace fatal se transformó en una espectacular curación. La pequeña paciente fue reconocida por los médicos y éstos tuvieron que aceptar que se había obrado una curación fuera de todas las expectativas científicas.

¿Cuál fue la reacción de los padres?: ¿admirarse del prodigio y dar gracias a la divinidad?, ¿celebrar la extraordinaria fuerza vital de aquel organismo, al margen de consideraciones religiosas de ningún tipo?, ¿compartir con los médicos el asombro ante tan inopinada cuanto magnífica evolución que venía a confirmar la existencia de fuerzas curativas que la ciencia aún no alcanza a comprender y dominar? Pues no.

Lo que hicieron fue dirigirse al juzgado de guardia y presentar una denuncia contra los médicos y contra el hospital ¡por negligencia! Alegaban que los doctores se habían equivocado en el diagnóstico y por consiguiente en todo el tratamiento aplicado; además reclamaban daños y perjuicios por las molestias y sufrimientos psíquicos padecidos por ese *falso* diagnóstico, tanto por ellos como por su hija que, evidentemente, se había curado de cualquier otra cosa. La denuncia no prosperó, aunque supuso un calvario judicial para los médicos durante los meses que transcurrieron hasta el definitivo archivo del caso por el juez.

El diagnóstico fue correcto; la curación milagrosa, preternatural o, cuando menos, extraordinaria. Pero el desarrollo y desenlace de la historia nos muestra cómo hoy hasta los posibles milagros son material para una reclamación económica. Si los numerosos santos con dotes curativas reconocidas por la tradición y la historia, o el mismo Cristo curador de ciegos, tullidos, epilépticos o leprosos, actuaran en nuestro tiempo, seguro que pasarían la mayor parte de su tiempo en los juzgados defendiendo a los pobres médicos que hubiesen diagnosticado esas enfermedades.

Para terminar este capítulo dedicado al hospital, quiero mencionar una cuestión que tanto encaja aquí como podría hacerlo en otros lugares de este mismo libro, pero que me viene ahora a la punta de la pluma porque mi experiencia sobre él se debe precisamente a mi práctica profesional hospitalaria. Como a lo largo de una jornada de trabajo suele haber tiempo para todo, yo he tenido la humorada de ir recogiendo los nombres de los niños porque creo que de su observación, con siquiera un ligero ánimo de estudioso de los fenómenos sociales, se pueden extraer jugosas consecuencias; no voy a hacerlo aquí, sino sólo enunciar sus rasgos más generales.

De un tiempo a esta parte asistimos a la proliferación, por lo menos en España y, según creo, también en otras naciones hispánicas, de nombres tomados de la efímera popularidad de los programas televisivos, muy especialmente de las «series» que inundan el medio procedentes de ambas américas. En unos casos, los que tienen su origen en Hispanoamérica, están viciados de ese ramalazo de cursilería que tantas veces parece afectar en su forma de expresarse a nuestros hermanos del otro lado del mar. Tenemos así multitud de españolitos que se llaman ahora Coral, Edelweis, Viviana, Vanessa, Jorge Luis, Luis José u Omar David, por poner algún ejemplo.

Sin embargo, es peor aún —cualquier situación por mala que parezca, dice un amigo mío, siempre es susceptible de empeorar— cuando los nombres se toman de la cultura norteamericana y de su forma de manifestación especial en la nuestra: el cine o los artistas de éxito multitudinario y universal. Se dan casos de extraordinaria ridiculez como el de un niño al que tuve que atender durante mi labor profesional y que se llamaba nada más y nada menos que Michel Jackson —todo esto de «nombre de pila»— Pérez, o las varias decenas de Kevin —Sánchez, Martínez, López, etc.— o Melanies que he conocido en los dos o tres últimos años.

Hay que tener en cuenta que los Estados Unidos son una nación surgida originariamente de la cultura protestante y más en concreto de sus ramas calvinista y puritana a las que pertenecían los «padres peregrinos» que llegaron a las costas de Virginia a bordo del famoso navío *Mayflowers*. La religiosidad luterana, en todas su derivaciones, y son muchas, tiene como uno de sus esenciales fundamentos el conocimiento exhaustivo —por un lado admirable para nosotros los católicos— de la Biblia, en especial del Viejo Testamento, y la acomodación a ella de una gran parte de su quehacer personal y social. Con este condicionamiento no es extraño que utilicen como nombres los tomados de esos textos bíblicos y que, claro es, los pronuncien y escriban según su prosodia y ortografía anglosajonas.

Lo absurdo, lo verdaderamente risible, es cuando nuestros compatriotas, queriendo imitar a esos personajes que ven en el cine o, sobre todo, en la televisión, bautizan a sus hijos con los mismos nombres y además lo hacen tomando hasta la ortografía foránea. De modo que junto a Jennifer, Dorothy, Shirley, Elisabeth, Steven, John, Robert —juro que todos éstos y muchos más tengo recogidos en el libro diario de mi consulta hospitalaria seguidos de apellidos de la más pura cepa carpetovetónica—, tenemos por doquier criaturas llamadas Jonatán —escríbase Jonathan y pronúnciese Yónatán—, Rubén, David —a millares—, Israel, Daniel, Noé —escríbase Noah y dígase Noa—, Josué, Ruth —terminado en hache, por favor, insisten mucho los padres—, Esther —aquí con la hache intercalada si no queremos que nos corrijan—, Myriam —con la y griega bien señalada—, Séfora y hasta Sulamita como la amada salomónica del *Cantar de los Cantares*. Después de recoger durante muchos días estos nombres he llegado a la conjetura —que podría demostrar sin mucho esfuerzo adicional— de que actualmente existen en España más niños con nombre hebreo que en Jerusalén o en Tel-Aviv; eso sí, con la grafía inglesa en su mayor parte.

IV
FLORILEGIO DE PIEZAS SUELTAS

En este capítulo irán recogidas a vuelapluma y sin orden preestablecido algunas anécdotas médicas de muy variada condición y sucedidas en los más diversos ambientes. Casi todas tienen un cariz divertido e intentan provocar la sonrisa del lector, aunque será inevitable que se cuele alguna más seria porque hasta ahora venimos viendo cómo en la actitud del ser humano ante el hecho de enfermar se solapan siempre ambos tipos de respuesta.

A un pueblo de la España profunda, de esa España todavía rural que conserva muchos de los arquetipos que han llenado tantas y tantas páginas de literatura, tantos y tantos metros de celuloide, llegó para hacer una suplencia veraniega una jovencísima médico, con la carrera terminada hacía muy pocas semanas y todo el miedo consiguiente en el cuerpo por la absoluta inexperiencia. El pueblo tenía doscientos habitantes y la asistencia media a la consulta del médico titular era de diez a veinte personas diarias, lo que constituía un 5 por 100 de la población, cifra más que regular si extrapolamos el cálculo para un localidad mayor. Pero el día que llegó la nueva doctora la sala de espera reunía una aglomeración de cincuenta personas (¡25 por 100 de la población!) que apenas dejaban sitio para que ella cruzara hasta el despacho, al otro lado de esa sala. En estos pueblos pequeños, la presencia de alguien nuevo no sólo rompe la monotonía de un día sino que, bien aprovechado, es asunto que proporciona tema de conversación y de comentario para muchas horas durante muchas semanas que de otra forma serían interminablemente aburridas. Esto alcanza cotas supremas cuando el recién llegado es un personaje de los que forman el núcleo *importante* de la sociedad local: médico, maestro, boticario o cabo de la Guardia Civil.

La doctora tragó saliva, respiró hondo varias veces para llenar de aire unos pulmones que se le habían quedado exhaustos de la impresión y, una vez acomodada en su flamante silla del despacho, con un par de manuales médicos bien al alcance de la mano para recurrir a su consulta ante la menor duda, ordenó con empaque y falsa seguridad que pasara el que iba a ser el primer paciente de su vida profesional, hoy felizmente larga y prestigiosa.

Entró una mujer bajita, de complexión recia, embutida en un vestido estampado de flores, con la piel de la cara y los brazos morena, seca y hasta callosa. Se sentó con las piernas un poco separadas y los codos apoyados en la mesa y se quedó mirando fijamente a la doctora.

—A ver, ¿qué le pasa? —dijo ésta.

—Pues nada, que me duelen los *zancajos*.

A la médico un aire se le iba y otro se le venía. Eso de los *zancajos* no venía en ningún libro, no lo había oído en su vida y no tenía la más remota idea de a qué localización anatómica se podía referir. Pero ¿cómo iba a reconocer su ignorancia en aquella su primera actuación de la que de seguro dependerían la aceptación y el prestigio ante los habitantes de aquel pueblo que estarían expectantes esperando que esa mujer saliera para interrogarla sobre los modos y los saberes de «la nueva»? Había, pues, que improvisar.

—Y dígame, ¿cuando come usted le duele más?

—¡No, hija!, ¿por qué me va a doler más cuando como? —repuso la paciente con cara de asombro.

Una vez eliminado el aparato digestivo, un gran capítulo anatómico, como asiento de la misteriosa enfermedad, había que seguir con la astuta inquisición.

—¿Y hay algún momento del día en que le duela más?

Se iluminó el rostro de la aldeana.

—¡Pues sí!, a la hora del paseo.

«Caliente, caliente», pensó la doctora para sus adentros.

—¿Cuando anda le duele más?

—¡Eso mismo, eso mismo! —la mujer palmoteaba con entusiasmo como si aquello fuera un juego de adivinanzas.

La doctora estaba a punto de explosión, pero aún fue capaz de sujetar su nerviosismo y su creciente enfado contra la paciente.

—¡Señálese el punto exacto donde le duele! —ordenó.

Y la mujer se señaló... los talones; le dolía el talón de Aquiles y a eso en aquel pueblo lo llamaban *zancajos*.

La siguiente historia sigue inmediatamente a la anterior. Su protagonista es la misma doctora y sucedió el mismo día de su primera consulta. En este caso voy a dejar que sea ella quien nos lo cuente con sus propias palabras, tal y como me lo escribió cuando le solicité algunos recuerdos para este libro.

«Ese día pasó un señor de edad absolutamente imposible de calcular, arrugado como una pasa, con la piel dura y callosa, tremendamente moreno hasta el límite mismo de la boina; con su garrota de palo, con reloj de cadena y una colilla entre los labios.

»Se asomó respetuoso a la puerta, se quitó la boina dejando al descubierto la inmaculada y pálida calva. "¿Se puede?", preguntó casi con reverencia. "¡Pase, pase!", le invité lo más familiar posible, con intención de no intimidarle y que se sintiera a gusto y así facilitar que me contara sus problemas. "¡Siéntese!".

»El abuelo se sentó, apoyó la garrota en el suelo, sobre la garrota apoyó ambas manos entrecruzadas que sujetaban la boina, y sobre las manos dejó reposar su cabeza bicolor. Clavó en mis ojos su mirada reflexiva y la mantuvo así durante diez o quince segundos. "¡Usted dirá!", insistí amablemente. Cinco segundos más. "¡Vaya, vaya!", dijo rompiendo el silencio. Otros cinco segundos. "Antes... ni médico había en este pueblo"; cinco segundos; "¡y ahora van los de la capital y no mandan hasta mozas!".

»La moza era yo.»

Las siguientes anécdotas sucedieron en una consulta de radiología donde también se realizan otras exploraciones especiales dentro de las que se denominan «técnicas de imagen».

La enfermera indica al paciente que entre en el vestuario, se quite toda la ropa y se ponga una sábana blanca que encontrará doblada sobre una silla. Al cabo de unos minutos se oye la voz del paciente desde el interior del pequeño recinto.

—Oiga, ¿cómo me pongo la sábana?

—Pues ya sabe, como un camarero —responde la enfermera mientras se dispone a preparar el aparato con el que va a hacer la radiografía; quiere decirle que se la coloque alrededor de la cintura, como un delantal que le cubra esa parte de la anatomía.

Y el enfermo hizo su aparición... completamente desnudo y con la sábana plegada sobre el antebrazo izquierdo como una gran servilleta.

En otra ocasión, la enfermera apartada del paciente que se encuentra con el aparato de rayos pegado al tórax, le indica por el interfono que comunica el puesto de control con la sala:

—¡Coja aire!

El paciente toma al pie de la letra la orden y comienza a dar manotazos en un afán improductivo de *coger aire* entre los dedos. Hubo que explicarle los distintos significados que tiene el verbo coger. Verbo, por cierto, que no debemos utilizar si hablamos con algún paciente argentino puesto que allí tiene como principal significado el de realizar el acto sexual, pero dicho por las bravas: joder, vamos.

La siguiente anécdota nos ilustra sobre la importancia de cuidar la ortografía y la caligrafía si queremos que no se produzcan errores en la relación médico-enfermo. En este caso el suceso fue divertido y sin trascendencia, pero no siempre puede ser así.

Aquel paciente iba a ser sometido a una exploración radiológica del aparato digestivo que requería una dieta en las horas previas a su realización. De modo que unos días antes se le dio un papel en el que se especificaba que en esas horas *sólo podía comer 2 o 3 galletas*.

Cuando llegó el día de la prueba, el paciente, con gesto de disgusto, se acercó a la señorita que oficiaba de recepcionista y secretaria y le expuso su problema.

—Dígale al doctor que he intentado hacer lo que me pusieron en el papel, pero no he sido capaz de comerme más de *ochenta* galletas. ¿Podrá hacerme la prueba?

El doctor salió como una exhalación de su despacho en cuanto la secretaria le comunicó, sin poder contener la risa, la noticia.

—¿Qué dice usted? —le preguntó al paciente que se mostraba compungido por aquella desobediencia—. ¿Cómo que se ha comido *sólo* ochenta galletas?, ¿qué le decíamos en la nota? Traiga usted ese papel, hombre de Dios.

La nota manuscrita, efectivamente, señalaba los límites de comida, pero lo hacía con una falta ortográfica de las que no suelen considerarse como mayores, pero que en este caso y en otros muchos da lugar a serios errores; consiste en no diferenciar con un acento la letra *o* cuando ésta actúa como conjunción entre cifras. De modo que aquella nota que debería poner 2 o 3 galletas, ponía en realidad 203 galletas. Bastante esfuerzo hizo el pobre hombre en comerse ochenta.

El médico radiólogo se agacha para manipular unos mandos de la mesa de exploración sobre la que debe acostarse el paciente que en ese momento está de pie junto a él, nervioso por una situación que le resulta nueva y estresante. Desde esa posición, el doctor le dice a su paciente:

—¡Súbase encima!

Y el enfermo, ni corto ni perezoso, se sube... ¡a la espalda del médico!

Muchos de mis lectores habrán sido sometidos a una exploración de tomografía axial computarizada, conocida también como *escáner,* una técnica que hoy se utiliza ampliamente para múltiples diagnósticos, desde un esguince hasta una tumoración. Quienes lo hayan hecho recordarán que el sofisticado aparato es como un gran cilindro hueco en el que se coloca el paciente y donde las paredes comienzan a girar a su alrededor con un inevitable sonido de maquinaria. Un paciente que ya había pasado por esa exploración se explicaba así ante el médico de cabecera.

—El especialista me ha dicho que me haga otra vez la prueba esa de *la lavadora* —porque a su entender, a lo que más se parecía el extraño aparato era a ese electrodoméstico que también da vueltas y vueltas en un sentido y en otro. No está nada mal la comparación.

Las descripciones y la nomenclatura de muchas partes del organismo recurren, incluso en el lenguaje científico, a su similitud morfológica con algún objeto de fácil identificación. En los órganos que poseen una o más porciones prominentes que sobresalen de su contorno —como es el caso del útero o matriz— se utiliza por lo general la palabra *asta* o *cuerno*.

Una mujer de mediana edad, con molestias propias de la misma, estaba siendo sometida a una exploración de ecografía, técnica, como se sabe, muy habitual en la práctica ginecológica. El médico tenía a su lado a un estudiante al que iba describiendo las imágenes que aparecían en la pantalla del monitor.

—Estos son los ovarios, esto es el cuello del útero, esto los cuernos...

En ese momento la paciente se incorporó de la camilla con la cara demudada por el pavor.

—¡Ay doctor, no me diga que *eso* lo han notado ustedes! ¡Por Dios se lo pido, doctor, no le diga nada a mi marido que yo le juro a usted que sólo le engañé una vez y no lo he vuelto a hacer nunca!, ¡no le diga nada, por favor!

Los adelantos técnicos a que nos tiene acostumbrados nuestra civilización han venido por lo general a facilitarnos la vida, pero en ocasiones su uso indiscriminado y carente de sensatez puede provocar situaciones insospechadas y hasta delirantes. Veamos un ejemplo.

Hace unos años se pusieron de moda unos relojes de pulsera que además de su esencial función de señalar la hora y otros datos cronométricos —segundos, fecha del año, día del mes y de la semana, etc.— iban provistos de un dispositivo sensor que a través de la piel de la muñeca era capaz de medir la frecuencia del pulso, sus posibles irregularidades o arritmias y hasta la tensión arterial del sujeto portador de semejante artilugio. Todo ello se traducía en unos dígitos que aparecían en la pantallita del reloj y en unas alarmas sonoras que se disparaban en cuanto los datos recogidos se salían de unos parámetros preestablecidos por el propio usuario. Algo verdaderamente disparatado y, sobre todo, inútil porque esos datos tienen su interés cuando son explorados e interpretados por un médico que los relacionará con otros muchos en la búsqueda de una anomalía o enfermedad. Pero el caso es que tales relojes tuvieron éxito comercial amparado en una sugestiva publicidad y en el reconocido afán de muchas personas por mantenerse «en perfectas condiciones físicas».

Al servicio de guardia de un ambulatorio llegó una tarde una madre acompañando a su hija adolescente que no mostraba ni en su rostro ni en su actitud el menor signo de enfermedad urgente. La doctora hizo la pregunta de rigor:

—¿Qué le pasa?

—Que se le ha parado el reloj —contestó escuetamente la madre adelantándose a cualquier respuesta de su hija y señalando con el dedo el reloj que ésta llevaba en la muñeca izquierda.

La doctora arqueó las cejas y por unos instantes no supo reaccionar.

—¿?

—Sí, sí. Que se le ha parado el reloj que mide el pulso y estamos muy preocupados por si es que le pasa algo a la niña.

—Pues, señora —dijo la doctora cuando al fin recuperó el habla—, eso será que se le han gastado las pilas. Al reloj, digo, no a su hija.

—Puede que sí, porque ya le pasó otra vez. Pero usted me dirá qué hacemos porque si la niña no tiene pulso es que algo le pasa.

—Mire, señora. Ha venido usted a un sitio equivocado. Yo le recomiendo que se busque una relojería y que nos deje en paz de bobadas.

La mujer se fue de la consulta muy enfadada, llevando a rastras a su hija y despotricando contra esos médicos que no tienen ni idea de los adelantos modernos. Y la niña sin pulso, ¡válgame Dios!.

Más de una vez se ha hecho referencia en el transcurso de los capítulos anteriores de este libro a la rara y en ocasiones muy divertida terminología utilizada por los pacientes para describir sus síntomas, su enfermedad o para repetir las palabras oídas al médico. Es un tema inagotable, como tantos, pero vamos a recordar algún caso.

Existen muchas patologías que se manifiestan, es cierto, por un indefinible malestar sentido en algún lugar también inconcreto del organismo. Cuando el enfermo quiere describir ante el médico los síntomas que le han llevado hasta la consulta se ve entonces imposibilitado para utilizar palabras que éste pueda fácilmente entender. Recurre pues, por lo general, a términos muy vagamente descriptivos, pero que en algunas ocasiones alcanzan cimas difícilmente superables de belleza lingüística y hasta, si se me permite y comprende la paradoja, de precisión en su absoluta imprecisión. Los entenderá quien los haya padecido en sí mismo y yo como médico puedo decir que son, a pesar de todo, fielmente exactos de lo que quieren expresar.

Un caso de éstos es la palabra *malagana,* así, como un solo vocablo, que la misma Academia recoge en las páginas de su Diccionario con la acepción —adjetivada de «familiar»— de desfallecimiento o desmayo, pero que incluye otras muchas sensaciones internas que, si lo pensamos bien, no podrían englobarse en otra palabra más expresiva.

El otro ejemplo que quiero traer a colación tiene ciertas similitudes con el anterior; goza de casi la misma imprecisión semántica aunque aquí pretende aportar un dato de localización que, sin embargo, no hace sino añadirle misterio a la vez que, a mi juicio, una hermosa y sugestiva versión de la idea nebulosa que cada cual tiene de los arcanos de su cuerpo. Dicen los pacientes: *Siento tristeza en la caja del cuerpo.* ¡Tristeza en la caja del cuerpo!, ¡qué maravilla! No se puede decir con menos palabras lo que es de por sí inefable. Parece la metáfora de un verso místico. Se nos está hablando de una sensación íntima, radicalmente humana como es la tristeza, y se la sitúa «en la caja del cuerpo», un punto ilocalizable de nuestro interior que aleatoriamente y de modo sólo aproximado imaginamos en el abdomen, allí donde el hombre a lo largo de toda la historia ha querido creer que radicaba el centro vital por antonomasia (véase mi libro *Más historias curiosas de la Medicina.* Madrid, Espasa, 1998).

Las relaciones sexuales, aun dentro del ámbito matrimonial, y quizá de modo especial en éste, son otro aspecto de la vida cotidiana con una rica variedad expresiva en el lenguaje. Los pacientes suelen utilizar para nombrarlas un gran numero de eufemismos y de circunloquios. La posible interferencia que con esas relaciones tenga la enfermedad o las normas de vida impuestas por el tratamiento son una cuestión que habitualmente les preocupa, tanto a ellos como a ellas y, al cabo, también al propio médico que sabe bien lo que angustia a sus pacientes, aunque éstos no se lo manifiesten expresamente.

La frase más comúnmente utilizada es la de *hacer uso del matrimonio,* de reminiscencias muy primitivas sobre la equiparación de matrimonio y relaciones sexuales. Alguno, más fino y leído, habla del *débito conyugal* aludiendo a una obligación inherente al estado matrimonial. Otros dicen *acostarse,* que es un verbo reflexivo que se interpreta en la mentalidad popular como acortarse *con alguien* y para tener con ese alguien una relación íntima. Hay quien, tiñendo el concepto con una excesiva e inoportuna verecundia, se refiere a *hacer las cochinadas,* expresión que no suele ser muy bien acogida por el cónyuge acompañante. En extremo eufemística, pero fácilmente inteligible en el contexto de determinadas conversaciones es la frase *hacer la cosa* o *hacer las cosas* en plural. Más por lo claro van quienes se preguntan si podrán seguir *gozando,* así, sin detallar cómo, porque ya se sobreentiende dónde sitúan ellos el gozo. En este sentido es muy significativa la anécdota de aquella mujer que debiendo ser sometida a una operación quirúrgica del aparato genital para extirparle un tumor, se dirigió al cirujano con esta súplica: «Haga usted lo que tenga que hacer, pero, por favor, no me quite *la vena del gusto*».

El médico pediatra está elaborando la ficha con los datos de su pequeño paciente. En el apartado de antecedentes debe rellenar los que precedieron al nacimiento. Pregunta, pues:

—Señora, el embarazo ¿fue normal?

—Sí.

Y la acompañante, madre de la joven madre, se apresura a rectificar, conocedora de la importancia de una historia clínica bien hecha:

—No, doctor. El embarazo no fue normal, fue *de penalty.*

Una situación parecida. El médico está sentado en su mesa interrogando a la madre sobre los antecedentes familiares del niño mientras éste se encuentra unos metros más allá en la camilla de exploración sujetado por el padre.

—¿Hay algún tipo de subnormalidad en su familia?

—En la mía no, doctor.

—¿Y en la de su marido?

—Pues no lo sé —y volviendo la cabeza se dirige al marido que en ese momento trata de que el niño se calme en su lloriqueo—: Oye, Antonio, que dice el doctor *que si sois anormales en tu familia.*

Al hombre se le enrojece el rostro de ira, suelta al niño, que corre peligro de caerse de la camilla, y se abalanza hacia el médico como una furia.

—¿Anormales en mi familia...? ¡Anormal lo será usted, y ahora mismo le doy dos leches! —no dice leches sino algo más fuerte, pero la mesa actuó de muralla ante el inesperado ataque y dio tiempo a que todo se aclarase.

En un alarde de ordenancismo doméstico o quizá por simple rendición ante un ocasional reclamo publicitario, el caso es que aquella madre había comprado para su hija un lote de bragas que lucían en su parte anterior, justamente sobre el *tesorito* —véanse páginas anteriores—, un letrero con el día de la semana: lunes, martes, etc. Seguramente se pretendía con tan insólito calendario fomentar la higiene de la chiquilla obligándola a una muda diaria de prenda tan íntima. Pero el ideal higiénico se demostró un rotundo fracaso. Puede que la culpa, o sólo parte de ella por su corta edad, fuese achacable a la hija, pero la madre se llevaba la ración principal. A la sala de Urgencias llegaron ambas y el médico, al tener ante sí a la paciente sobre la camilla no pudo evitar el detener la mirada sobre aquel punto destacado; e hizo mentalmente las cuentas que no le salían: la braga señalaba en letras rojas el jueves, pero ese día era martes sin ninguna duda. Además, estaba claro que el desfase cronológico no obedecía a un desorden accidental en el uso sucesivo de la prenda, sino al más puro abandono higiénico: la tela, blanca en origen, mostraba un color ocre y estaba estampada por parcelas de palominos y de churretones amarillos; una verdadera guarrada. Madre e hija permanecían imperturbables, como si no se dieran cuenta de la dirección que seguían los ojos del médico y del mohín de repugnancia que se dibujaba en su rostro.

—Señora —dijo por fin el médico antes de comenzar la exploración—, esto del día de la semana queda muy bonito, pero ustedes lo ponen para despistar. En su caso, con que pusiera la fecha del año era más que suficiente.

Por cierto, que habrá notado el lector que yo que soy muy clásico hablo aquí de bragas, pero esta es una palabra hoy proscrita en el lenguaje «socialmente correcto». Como el idioma castellano, en otras cosas tan rico, no posee muchos vocablos para designar a esa prenda de vestir femenina, el uso actual lo ha desterrado en beneficio de su diminutivo, *braguitas,* como si el sufijo le restara obviedad y crudeza de imagen. El habla popular y su faro y a la vez espejo, el habla de los medios publicitarios, utiliza hoy indiscriminadamente la palabra *braguitas* aun cuando el usuario de las mismas sea una señora o señorita gorda, culona, o una mujer de edad madura o caduca en la que eso de *braguitas* suena a ridiculez si es que no lo hace a burla y cachondeo.

El cúmulo de documentación que hoy lleva consigo casi cualquier actividad humana no es ajeno tampoco al hecho de enfermar y de ser atendido médicamente. En el hospital es obligado que el enfermo o su representante legal firmen al ingreso algunos papeles de índole burocrática y entre ellos el más importante el que se denomina «consentimiento informado», por el cual se autoriza a los facultativos para la realización de los métodos y técnicas que consideren necesarios para el estudio y curación del paciente. El nerviosismo del momento puede hacer que la firma y rúbrica habituales se conviertan en un garabato que merecería el estudio de un grafólogo. Pero en ocasiones el problema se plantea cuando quien debe firmar no sabe hacerlo por ser analfabeto, condición que todavía afecta a un cierto número de personas en nuestra patria. En esos casos, lo habitual es recurrir a la huella dactilar del sujeto, impresa con más o menos detalle en el lugar destinado para la firma. En cierta ocasión una gitana sin el más mínimo rudimento de letras, pero con larga experiencia en trámites de este tipo, le explicó al administrativo del hospital que la requería para que firmase unos papeles:

—¡Huy, hijo, yo no sé leer ni *escrebir,* yo siempre que vengo aquí pongo *la huella genital!*

Al servicio de Urgencia del hospital llega una madre con su hijo pequeño. La mujer padece un estrabismo de ambos ojos muy llamativo. Después de dar los datos en la ventanilla de admisión pasa a la sala de espera hasta ser llamada en su turno. Unos minutos más tarde, el administrativo indica a la enfermera que hay unos pacientes esperando y lo hace aludiendo inmisericorde al defecto físico de la mujer.

—Ya puede pasar *la bizca.*

La enfermera no capta el sentido de esas palabras, quizá porque a ella no se le hubiese ocurrido utilizarlas. En su caso entiende que se trata del nombre del niño aunque le suena un poco raro, pero ya está acostumbrada a estas excentricidades. Se asoma, pues, a la puerta y anuncia en voz alta:

—¡Que pase *David Ka!*

Como nadie se mueve, insiste en su solicitud.

—¡David Ka, David Ka!

Y se le acerca una mujer con una desviación de ojos como de caricatura exagerada.

—Señorita, ¿no me estará llamando a mí?

La enfermera deseó entonces que se la tragara la tierra, salió del paso como pudo, que no fue muy airosa y más tarde abroncó al oficinista por haberla sometido a aquel bochorno.

Los médicos sabemos desde la época de simples estudiantes en la Facultad que cualquier persona conocedora de nuestra profesión se sentirá invariablemente inclinada a hacernos consultas sobre la marcha, en cualquier situación, lugar u hora por alejados que estén de nuestro puesto de trabajo que, como todos, se suele ajustar a unos ciertos límites.

Toman el hecho de conocer a un médico, a veces sólo el de ser presentados a él, como una tácita invitación a recurrir a sus servicios, eso sí, de forma gratuita, rápida y cómoda aunque no por eso exenta de exigencias en cuanto a exactitud de diagnóstico y eficacia del tratamiento.

El ascensor de la vivienda, el restaurante, la mesa de la cafetería, la reunión amistosa o familiar..., hasta la cola del cine se pueden convertir para estas gentes en improvisados consultorios.

—¡Hombre!, usted que es médico, qué me dice de un dolor que tengo a veces en esta parte del vientre.

A nadie se le ocurriría en una situación semejante pedirle a un notario una escritura, a un ingeniero el proyecto de un puente o a un magistrado un dictamen jurídico, pero encuentran de lo más natural pedirle al médico un diagnóstico y, por supuesto, un tratamiento. No sé si lo hacen por falta de juicio, por innata vocación de gorronería o por un exceso de confianza en las virtudes curativas del médico, pero puedo asegurar que en cualquier caso se trata de una falta de respeto y un abuso que los médicos sobrellevamos con notable disgusto; notable para todos menos, por lo que parece, para el que nos asalta con su consulta intempestiva.

Ante estos frecuentes ataques hay que buscar una defensa. Yo la he encontrado hace años en tomar una actitud estrictamente profesional, y a quien me consulta, hombre o mujer, sobre sus malestares en medio de dos platos en el restaurante o en cualquier otro lugar inoportuno, le digo con mi mayor seriedad:

—Eso parece importante. Por favor, *desnúdese*.

Es gracioso ver la cara que ponen los así interpelados. Los hay que cazan la indirecta, recogen velas y cambian de conversación; otros se ruborizan al comprender su impertinencia; algunos insisten sin darse por enterados; y otros, muchos más de los que pueda suponerse, se muestran ofendidos como si el médico se negara a cumplir con su *obligación* de atenderles *a ellos* en ese preciso instante.

El extremo contrario de la condición humana está representado por los pacientes que deseosos de mostrar al médico su agradecimiento, o en ocasiones buscando y creyendo así «comprar» una atención más especial para sus males físicos, recurren a hacer algún regalo al doctor al margen del pago de sus honorarios o de que la asistencia esté cubierta por un seguro sanitario o por la Seguridad Social.

Hay que distinguir entre ambas motivaciones a la hora de recibir el obsequio. Quienes lo hacen con intención de «comprar» un privilegio aparecen con el regalo en las primeras consultas y se interesan mucho por si ha sido del gusto del destinatario; además, como en toda compra, ponderan el precio con el beneficio que esperan obtener de la «inversión»; según consideren de mayor o menor importancia su propio caso, así será el gasto que realicen. Lo cierto es que no suele ser una inversión muy útil y menos aún necesaria por más que el paciente o sus allegados piensen otra cosa. No digo yo que todos los médicos actúen con permanente altruismo, que no se dejen vencer algunas veces por la tentación prevaricadora o que siempre ejerzan esmerando el rigor de que cualquier enfermo es igual a otro. Nada de eso; y en el capítulo siguiente aparecerán ejemplos para confirmarlo. Pero sí es verdad que por término general los médicos no se dejan influenciar por este tipo de «presiones» y que en su actuación con el enfermo no ven más allá que a un ser humano doliente que acude a ellos en demanda de ayuda, sin más patrimonio que su humanidad.

Algo absolutamente diferente lo constituye el regalo del paciente agradecido. En él se reconoce un «precio afectivo» que es el que le otorga su auténtico valor al margen del pecuniario. Nunca como aquí vienen al recuerdo aquellas palabras del proverbio de Antonio Machado: «Todo necio confunde valor y precio». Es un matiz que el médico entiende a la perfección. Yo guardo en la memoria, como uno de los recuerdos más entrañables de toda mi vida profesional, a una humildísima mujer a la que había atendido de una seria enfermedad y que el día que iba a ser dada de alta en el hospital me entregó un pequeño envoltorio de papel. «Se lo he encargado a mi familia para usted, doctor», me dijo al poner en mis manos el regalo. Lo abrí enseguida, al borde mismo de la cama de la enferma: contenía un bolígrafo de los más baratos y un recambio de tinta. Me emocionó primero el reconocer el esfuerzo económico que aquella humilde compra habría supuesto para quien a la vista estaba que no tenía apenas para comer; pero sobre todo me sobrecogió lo que aquel regalo suponía de preocupación por agradar y agradecer: había pensado no sólo en un objeto que le fuera útil al médico, también que fuese bonito a su corto entender, sino que incluso se había preocupado de añadirle con aquel recambio un detalle que prolongara, con extremada sencillez, el agradecimiento que quería demostrarme.

La profesión de médico se tiene en la opinión popular como una, si no la que más, de las que reciben regalos de sus usuarios. Esto pudo haber sido así, pero no lo es en la actualidad. Sin que haya desaparecido la costumbre de hacer regalos al médico al término de una enfermedad o en fechas destacadas como la Navidad, lo cierto es que hoy puede considerarse como infrecuente. A ello contribuyen varios factores. El establecimiento de una asistencia sanitaria socializada y necesariamente burocratizada en todos sus escalones trae consigo un distanciamiento entre el médico y el paciente al que ya nos hemos referido en otras ocasiones; el enfermo, por lo general, ya no acude a *su* médico, sino al que la fría mecánica administrativa le ha asignado en una cartilla de la Seguridad Social o la que el azar le depara dentro de la estructura del hospital. Esa desvinculación afectiva, que sin embargo puede modificarse a la larga, esa falta de libre elección por parte del enfermo sobre a quién confiar la curación de sus dolencias, se traduce, entre otras muchas cosas más importantes, en la desafección hacia el médico que no es sino un funcionario al que tenemos enfrente ocasionalmente; si no hay afecto, sino trato casi comercial, está de más el obsequio agradecido.

Por otro lado, los hábitos de conducta extendidos uniformemente por la sociedad van en contra de este tipo de relación con los profesionales de cualquier ámbito. Al profesional se le paga un sueldo o se le abonan unas tarifas, pero no hay por qué tener con él otro tipo de consideración. En realidad la mayoría de los usuarios y una gran parte de los profesionales se sentirían actualmente ofendidos y rebajados en su autoestima si recurrieran al regalo; curiosamente esto sólo sucede con el regalo personalizado, porque uno de los grandes negocios comerciales de nuestra sociedad capitalista es el de los llamados «regalos de empresa» que mueven en algunas fechas toneladas de productos como parte bien vista de las relaciones empresariales y comerciales en España.

Entre los obsequios que los pacientes solían hacer a los médicos había algunos que se repetían con significativa frecuencia. Ciertamente es difícil elegir un regalo para alguien a quien en realidad conocemos sólo en una faceta muy específica de su total actividad como persona; por eso se tiende a escoger algo «que guste a todo el mundo» aun a riesgo de que luego el destinatario lo arrincone precisamente por su vulgaridad. Este es el origen y el destino de tantas figuras de porcelana, tantos recipientes inútiles de cristal labrado, tantos objetos más propios de una «lista de bodas» a la antigua usanza. Hemos de volver una vez más al valor afectivo, pero reconociendo la fealdad material.

Sin embargo, el regalo más frecuente que recibíamos los médicos no deja de tener su gracia especial precisamente por lo paradójico que resulta. Me refiero a las cajas de puros y, sobre todo, las botellas de güisqui o de cualquier otra bebida espirituosa de alta graduación alcohólica. No me negarán que es cuando menos sorprendente que a quien casi como rutina de su oficio suele proscribir el uso del alcohol y el tabaco a su paciente, éste le obsequie con esos dos «venenos» en agradecimiento a sus servicios. Con más claridad, un amigo mío consiguió reunir una extraordinaria colección de mecheros a base de pedirle el que llevara en el bolsillo a cada paciente al que prohibía volver a fumar.

Y he dejado para el final, como suelo hacer, la historia que no tiene gracia y sí sólo dramatismo. En esta ocasión no se trata de un caso único, aislado, sino que se repitió múltiples veces y además éstas sucedieron en el curso de un acontecimiento sanitario que tuvo una enorme trascendencia social e incluso repercusión internacional y que muchos de mis lectores recordarán sin esfuerzo alguno: el *síndrome tóxico por consumo de aceite de colza.*

Sucedió en España el año 1981. Miles de personas desarrollaron una extraña enfermedad, hasta entonces absolutamente desconocida por los médicos de todo el mundo, que provocaba en muchos casos la muerte —la lista de fallecidos se publicaba en la prensa diaria como un parte de guerra— y en otros, graves invalideces. Poco a poco se fue estableciendo la relación entre la enfermedad y el consumo de aceite de oliva al que se había añadido para abaratar su precio aceite de colza desnaturalizado. En realidad el aceite de colza no es tóxico, pero éste había sido sometido a un proceso de desnaturalización con diversas sustancias químicas para su uso industrial y no alimentario y fue ese proceso el que lo transformó en venenoso así como a su mezcla con el aceite de oliva.

Una vez que se sospechó ese origen de la enfermedad, las autoridades sanitarias organizaron servicios de recogida de todo el aceite de esas características que todavía pudiera estar en poder de los usuarios. Se estableció un sistema de intercambio gratuito en el que a cada persona que acudía con aceite «malo» se le daba una cantidad igual de excelente aceite de oliva con todas las garantías de pureza. Y surgió la picaresca o, por mejor decirlo, la más descarada desvergüenza. Hubo quien iba cargado de bidones de aceite de soja o de girasol a los que añadían aceite de motor para darle aspecto turbio, esperando —y logrando en muchos casos aunque parezca mentira— que el encargado de la recogida y del cambio no tuviese ni idea del aspecto real de aquel aceite venenoso y diese por bueno cualquier recipiente en el que le llevaran un líquido oleoso más o menos raro. Y consiguieron llevarse a casa unos litros de buen aceite y reírse de las autoridades y, lo que es peor, de la población sinceramente angustiada.

Pero lo que voy a contar ahora raya, si no traspasa los límites, el crimen. El gobierno decidió conceder toda clase de ayudas no sólo sanitarias sino económicas a los afectados por el *síndrome tóxico.* A tal efecto se liberaron partidas presupuestarias y se comenzó a repartir un dinero a las familias de los enfermos cuando un reconocimiento médico certificaba que los síntomas incapacitantes eran debidos al consumo de aquel dichoso aceite. Las verdaderas indemnizaciones dependerían luego de los tribunales y en ellos andan todavía navegando sin que hayan llegado al día de hoy a un acuerdo satisfactorio para todos. Pues bien, durante aquellos primeros meses se descubrió que en varias familias se había guardado el aceite de colza y se le daba a alguno de los miembros, generalmente a alguno de los abuelos ya de por sí achacoso por los años y por las enfermedades de la edad, sin su conocimiento, buscando provocar en él el *síndrome tóxico* para así cobrar las correspondientes indemnizaciones. Se trata de una de las situaciones más crueles que yo he conocido y que demuestra la negrura que hay en el alma de algunos seres humanos y sólo en ellos, pues ningún animal haría una cosa semejante. Por fortuna, y esto forma parte de los muchos misterios que todavía hoy envuelven a aquella enfermedad, ninguno de esos auténticos «cobayas humanos» padeció ningún síntoma del *síndrome tóxico;* como tampoco, que yo sepa, ninguno de esos familiares dio con sus huesos en la cárcel como merecía.

V

LA VIGA EN EL PROPIO OJO

En un libro como éste no podía faltar un capítulo en el que los médicos se convierten en protagonistas y se ofrecen a los enfermos como muñecos para un imaginario *pim pam pum*. Además que no hay mejor ejercicio de humor que el de reírse a veces de uno mismo, lo cual descarga agresividades y permite asomarse con mejor disposición de ánimo a lo que nos rodea. Llevo más de un cuarto de siglo de ejercicio profesional y he tenido tiempo de sobra para contemplar a mis colegas y a mí mismo en situaciones graciosas y en situaciones tristes, en actitudes casi heroicas y en otras mezquinas; en cualquier caso, los médicos no hacemos otra cosa que manifestar en nuestra actuación como tales la condición humana de cualquier otra persona, con sus cumbres y sus simas alternantes o entremezcladas. Quiero que quienes lean estas páginas desde el punto de vista del paciente potencial o real alcancen a vernos tal y como somos, en nada distintos a ellos salvo en la posesión de unos determinados conocimientos que pretendemos utilizar como mejor podemos o sabemos en su beneficio. Para ello nada mejor que traer aquí un puñado de anécdotas y unas cuantas reflexiones que nos permitan trasponer esa distancia que a veces nos separa a médicos y pacientes cuando no somos más que dos partes tan necesarias como inexcusables de una misma vivencia: el enfermar.

Cada cual vive de su trabajo, o así debiera ser, y por eso no debe extrañar que según la profesión de cada uno se vean de un modo u otro ciertos aspectos de la misma realidad. Cuando en cualquier celebración se entona un brindis con el deseo ritual, *¡salud!,* yo siempre me atrevo a matizar: «Bueno, bueno, salud pero sin exagerar, que de eso comen mis hijos». Ya se entiende que es una broma, pero en el fondo expresa la dura realidad de que mi oficio, y con él el pan de mis hijos, requiere que haya alguna enfermedad, aunque sea pequeñita y pasajera. Algo parecido, pero a su modo más teatral y exagerado, es el brindis que suele hacer un conocido mío, prestigioso abogado penalista, quien en las sobremesas festivas brinda así: «¡Salud y crímenes!»

La medicina y la cirugía son hoy dos ramas del mismo tronco científico; quien termina sus estudios en la Facultad obtiene un título académico de licenciado o doctor en Medicina y Cirugía. Será después de la licenciatura, durante los largos años de especialización, cuando cada médico se encamine hacia una especialidad que utiliza métodos quirúrgicos en su práctica o hacia otra que utiliza remedios no operatorios. Realmente la separación no es nunca radical: un internista tendrá que recurrir muchas veces a su colega cirujano cuando los medicamentos lleguen al límite de su eficacia en determinadas enfermedades; y el cirujano aplicará terapéuticas no quirúrgicas como complemento de éstas.

En la medicina actual, de alta sofisticación técnica en sus métodos diagnósticos y curativos, la cirugía se ha desarrollado más espectacularmente que su hermana la medicina interna. No quiero decir que esta última no haya sufrido grandes cambios y mejoras en sus bases científicas, sus técnicas y sus resultados; al contrario, la inmensa mayoría de los avances científicos van dirigidos hacia este tipo de medicina. Lo que sucede es que la cirugía, por su propia naturaleza, es siempre más llamativa a la hora de actuar. Tiene mucha mayor trascendencia el descubrimiento de cada nuevo antibiótico que luego se va a administrar en pastillas a millones de pacientes que el desarrollo de una técnica quirúrgica para el trasplante cardíaco que se va a realizar en unos cientos de casos al año. Sin embargo, no tienen comparación ambos hallazgos cuando se trata de la admiración suscitada entre el común de las gentes. Ciertamente en nuestra sociedad occidental el prestigio del cirujano sobrepasa con creces al del médico internista en cualquiera de sus especialidades. Contribuye también a ello la parafernalia que le acompaña: ropas de colores llamativos, mascarillas que dan un toque misterioso a la par que cumplen su misión higiénica, aparatos extraños, instrumental sobrecogedor; y, sobre todo, el temor reverencial que siente cualquier ser humano al hecho de cortar y abrir el cuerpo de un semejante, y mucho más a manipular entre sus entresijos; precisamente la palabra cirugía y sus derivadas, cirujano, quirúrgico, quirófano provienen del griego *quiro* que significa *mano*.

Pero esta situación no ha sido siempre así. De hecho y durante casi toda la historia de la medicina, que es tanto como decir la historia de la humanidad, los médicos consideraron la actividad quirúrgica como una práctica menor y en la mayoría de los casos desdeñable. Sin duda, esto se debe a que durante todos esos siglos la cirugía adolecía de precariedad o ausencia total de medios y sus resultados eran prácticamente nulos. Téngase en cuenta que hasta casi la mitad del siglo XIX, con el descubrimiento de métodos eficaces de analgesia y anestesia, cualquier intervención quirúrgica, por pequeña que fuera, estaba acompañada de una intensificación del sufrimiento del paciente y esto mismo vedaba la práctica de intervenciones mayores como abrir el abdomen o el tórax.

Pero con todos estos condicionamientos que podemos llamar técnicos, lo que realmente hacía que la cirugía no fuese siquiera planteada por los verdaderos médicos era el considerar que ese tipo de actuaciones cruentas, invasivas de la intimidad corporal, iban en contra de la propia naturaleza a la que se apegaban vocacional y formativamente los médicos de todos los tiempos. La buena práctica médica, se entendía, consiste en conocer las causas de la enfermedad y en eliminar éstas o sus efectos con remedios aplicados *desde fuera;* lo de herir el cuerpo con instrumentos cortantes era por sí mismo una aberración.

Así, el cirujano era un prácticamente de tercera categoría al que podían recurrir algunos enfermos por propia iniciativa o si no contaban con medios económicos para abonar los honorarios de un auténtico médico, pero nunca por indicación de éste. Hasta tal punto llegaba esta diferencia de *status* social que, como siempre sucede, tuvo su trasunto literario. El más divertido de los episodios es el que recoge Cervantes —hijo de un humilde cirujano de Alcalá de Henares— en su entremés *El juez de los divorcios*. A ese magistrado que resuelve con prontitud y siempre con justicia —*o tempora, o mores* que diría el clásico— los pleitos matrimoniales, le llegó un día hasta su tribunal una mujer que solicitaba el divorcio de su esposo y que entre las causas que aducía para obtenerlo exponía ésta:

—«(...) porque fui engañada cuando con él me casé, porque él dijo que era médico de pulso, y remaneció cirujano y hombre que hace ligaduras y cura otras enfermedades, que va en decir de esto a médico la mitad del justo precio.»

Hoy puede que la mujer adujera exactamente lo contrario, porque entre un *médico de pulso,* es decir, un sencillo médico que explora a su paciente y le receta unas medicinas, y un cirujano que abre, corta, cambia y cose, sí que va *la mitad del justo precio,* al menos en las ganancias económicas y en el reconocimiento social.

El médico, cuando sale de la Facultad y comienza a ejercer su profesión, lo hace con el firme convencimiento de que los enfermos que acudan a su consulta van a obedecer sus dictámenes como si se tratara de un oráculo de la divinidad. ¿Cómo ha de ser si no, sabiendo él todo lo que sabe y viniendo el paciente en busca justamente de esa opinión? De modo que quizá durante algunos años el médico da órdenes al paciente convencido de que éste las cumplirá a rajatabla. Con el tiempo aprende que los enfermos son como son y que en la mayoría de las ocasiones lo mejor que se puede esperar es que cumplan una porción suficiente de lo que se les ha dicho; la otra parte la interpretarán y la harán a su aire y hay que confiar en que no les perjudique. Desde entonces ese mismo médico pasará a dar consejos, desterrando el tono imperativo que ya sabe que no sirve de nada. Pero el tiempo sigue pasando y trayendo con él una mayor experiencia. Los consejos también suelen caer en saco roto y ser desechados nada más salir el paciente por la puerta de la consulta. A partir de ese momento, el médico se limita a hacer comentarios en voz alta por si el paciente quiere recoger alguno y hacer uso de él.

A veces el médico, durante la consulta, está distraído y se deja llevar por la rutina o no acierta a utilizar las palabras adecuadas para hacerse entender por su paciente. Todo esto da lugar a situaciones cómicas como las siguientes.

A un enfermo había que realizarle un análisis especial de orina para el que se requería la recogida de todo lo que orinase durante 24 horas. La orden del médico fue:

—Tome usted toda la orina del día y vuelva por aquí mañana.

A la mañana siguiente el enfermo estaba otra vez frente al médico y antes de que éste pudiera decir nada le explicó su problema.

—Usted me perdonará, doctor, pero no he podido hacer lo que me dijo ayer. Le aseguro que lo intenté, pero después de *beber* el primer vaso de orina no fui capaz de *tomar* lo demás.

Otro médico prescribió el uso de plantillas para los pies a un niño gitano sin darse cuenta de que aquel chiquillo, como muchos de los de su raza, solía andar siempre descalzo tanto por hábito como por falta de medios para comprar zapatos. Al cabo de los meses el niño volvió por la consulta con su madre. El médico comprobó que el defecto detectado anteriormente persistía sin ningún cambio. Miró a la madre con gesto de enfado por lo que consideraba una desobediencia a su orden.

—¿Pero es que no le ha puesto las plantillas como le dije?

—No he podido; se las sujetábamos con esparadrapo y hasta con cinta de embalar, pero siempre se le acababan cayendo.

O aquel otro médico novato que mientras realizaba la historia de un niño iba leyendo los epígrafes de un impreso que tenía que rellenar con los datos aportados por el paciente; de esa forma, creía él, no se le olvidaría ninguna pregunta importante. Pero aquel documento, unificado para todos los servicios del hospital, no discriminaba entre sexos ni entre edades del paciente, dejando como es natural esta labor al médico que lo cumplimentase. De modo que al llegar al apartado referente a datos y antecedentes genitales, el joven médico leyó en voz alta irreflexivamente:

—¿Cuando ha tenido por última vez el periodo?

Ante la exclamación de sorpresa que brotó de los labios de la madre, el médico alzó los ojos y sólo entonces se dio perfecta cuenta de que el paciente era un chiquillo, varón para más burla, de apenas ocho años.

Un ginecólogo excelente, uno de los mejores profesionales de su especialidad en España, ha visto, sin él saberlo, menguada su clientela femenina por algo tan en apariencia lejano de la cuestión como es su amor filial. Este médico colocó en su despacho, y frente a la mesa de exploración, un gran retrato de su padre, un señor de mirada inquisitiva y adusta que, por la buena técnica del pintor, parecía dirigirla en cualquier dirección en que se viese el cuadro. Algunas mujeres, en el desagradable trance de colocarse en posición para ser exploradas ginecológicamente —y la mayoría de las lectoras sabe a qué me refiero— no podían evitar el sentirse cohibidas por aquella aguda y varonil mirada que las alcanzaba desde el retrato. Parecerá un detalle nimio, pero esas mujeres sentían como una cierta violación de su intimidad que sólo estaban dispuestas a confiar, y eso porque no había más remedio, al médico, pero no a su padre. La condición humana tiene a veces estos resquicios por donde asoma un ancestral sentimiento mágico que otorga vida a objetos inanimados.

En ocasiones, no en muchas, esa es la verdad, algunos médicos utilizan de forma inadecuada y picaresca la ignorancia que la gente común puede tener de nuestro oficio y el respeto o temor reverencial que esa misma ignorancia provoca hacia la figura del médico y, sobre todo, hacia sus métodos de trabajo.

El caso más inocente sería el de aquel ginecólogo que cuando acudía a su consulta una mujer embarazada —estoy hablando de mucho tiempo antes de que se generalizase el uso de la ecografía durante la gestación— aventuraba el sexo de la criatura que estaba en el seno materno. Así, aseguraba a los futuros padres, por ejemplo, que sería varón, pero él apuntaba en la ficha que sería hembra. Si al nacer el niño era en efecto varón, la familia se maravillaba de su sabiduría; pero si era hembra y se lo reprochaban, argüía que los equivocados eran los padres que entendieron mal su pronóstico, y para demostrarlo les enseñaba la ficha en la que figuraba claramente desde hacía meses que sería una niña. O viceversa.

Otro médico, también ginecólogo, solía decir a los padres, llegado el momento del parto, que «la cosa se presenta mal; el niño corre un serio peligro, y la madre ya veremos». Y eso aunque el parto no tuviera ningún riesgo; con lo cual los minutos de espera en los aledaños del paritorio —entonces ningún familiar entraba en ese recinto— se hacían angustiosos. Luego, como es natural, el alumbramiento transcurría sin novedad y el médico salía a dar la noticia con este comentario: «Gracias a Dios *y a estas manos* —y las levantaba en el aire frente a su rostro— han salido adelante los dos». El desahogo y el agradecimiento del padre y del resto de los familiares de la parturienta eran enormes y simultáneos y a aquel médico lo colmaban de regalos por su extraordinaria actuación.

Puestos a deslumbrar al público de una manera inocente, no lo hacía nada mal aquel médico que instaló su consulta en una ciudad no capital de provincia, pero sí lo suficientemente importante como para recibir un continuo flujo de viajeros de toda la comarca, muchos de los cuales acudían precisamente en busca de remedio médico a alguna enfermedad que no les pudieron o supieron resolver en su pueblo de procedencia. Compró un piso con las ventanas justo enfrente de la estación de ferrocarril y de allí colgó un enorme cartel de enormes letras rojas que proclamaba a quien lo viera, que era por fuerza todo el que llegaba a la ciudad por tren: *«Doctor Fulano de Tal. Especialista de los hospitales de España y París».*

Así, sin más detalles ni de la especialidad ejercida ni de los concretos hospitales donde adquirió sus conocimientos. Daba igual; su sala de espera estaba siempre llena de pueblerinos que entraban atraídos por semejante titulación, promotora de grandes esperanzas en su misma indefinición de *especialista*. Se trata sin duda de un ejemplo notable de *marketing* que incide con su mensaje en el secreto deseo de cada persona de ser tratada como algo especial en cualquier actividad de su existencia.

Los rayos X han estado revestidos, desde su mismo descubrimiento como técnica médica a finales del siglo XIX, de un especialísimo halo de misterio, hasta en su misma denominación como *X,* símbolo de lo ignoto; pero mucho más lo han estado en el pensamiento popular que no alcanzaba a comprender cómo el médico, a través de una pantalla que queda fuera de la vista del paciente, puede ver el interior del cuerpo de éste. Sin duda algo de magia debía de existir en aquellas antiguas *salas de rayos* donde el médico se revestía de delantal y guantes emplomados, la luz se apagaba quedando sólo encendida una pequeña lamparilla roja, y luego se extendía por el ambiente una extraña luminosidad lechosa mientras el doctor ordenaba alternativamente: «Respire, no respire...».

Ser sometido a una exploración radiológica, que *le miren por rayos* o que *le echen los rayos,* como era común oír a los pacientes, suponía hace años un acontecimiento de primera magnitud en el curso de una enfermedad; algo importante se debía de padecer cuando el médico consideraba necesaria esa misteriosa operación. Por otro lado, y junto al lógico temor que ello suscitaba en el enfermo y en sus familiares, también provocaba un repunte de satisfacción y vanidad por requerir y obtener una exploración que no todos los enfermos podían exhibir en su historial.

En los años cincuenta, dos amigos terminaron la carrera de medicina y se sentaron a contemplar el porvenir. No tenían dinero para montar un consultorio, ni entonces existían hospitales que dieran trabajo a los médicos recién licenciados, de modo que el asunto se presentaba bastante oscuro. Había que poner a funcionar la imaginación y, una vez más, la picaresca que corre racialmente por nuestras venas de españoles.

Aquellos médicos noveles pidieron a préstamo unos miles de duros y compraron una vieja camioneta. Acondicionaron su interior con una cortinas negras y un par de sillas metálicas medio desvencijadas y se lanzaron a la aventura que habían programado. Recuerden que estoy hablando de los años cincuenta, con una España rural en su mayor parte y un bajo nivel de instrucción.

Iban por los pueblos de Andalucía que previamente habían averiguado que carecían de médico. Aparcaban la camioneta en la plaza y anunciaban, como si se tratara de vendedores ambulantes de mantas o similares de los que tanto abundaban entonces por los caminos españoles:

—¡Rayos X!; ¡se echan los rayos por cinco pesetas!

El pregón surtía su efecto. Al poco rato una larga cola de hombres y mujeres se había formado en la plaza junto a la furgoneta. No es que nadie estuviese enfermo, o especialmente enfermo, en aquellos pueblos. Era que la noticia de que *a ellos* les iban a hacer lo que sólo los médicos de la capital hacían a algunas personas, les estimulaba a la novedad; y, además, barato.

La cuestión principal era, sin embargo, que nuestros dos médicos no disponían de aparato de rayos X ni de nada parecido en su vehículo. ¿Qué ofrecían entonces? Pues la nada más absoluta, pero disfrazándola a los ojos de sus clientes de alta tecnología para la época.

Hacían pasar de uno en uno a los teóricos pacientes, les indicaban que se colocasen detrás de una cortina y que se desnudasen de cintura para arriba; todo esto en la penumbra del interior de la camioneta. Luego disparaban ¡el flash de una máquina de fotos!, único «aparato técnico» de todo aquel invento. Seguidamente, con el sujeto aún deslumbrado por lo que él o ella en su ignorancia creían «los rayos X», iban dando diagnósticos y recomendaciones:

—Usted está como un roble. Usted tiene *una mancha* en el pulmón así que en cuanto pueda vaya a un médico en la ciudad y que le vean. Usted no fume que tiene los bronquios hechos un asco...

Y así uno detrás de otro, pueblo tras pueblo y a duro la consulta, hasta que se hicieron un capitalito que les permitió montar un consultorio, ahora sí auténtico, en su ciudad de origen. Este episodio que aun siendo real parece sacado de una novela picaresca, recuerda el caso de aquel médico del siglo XVII cuyas andanzas nos cuenta Quevedo —por cierto, un terrible enemigo de los médicos—. Aquel galeno dispensaba los diagnósticos y tratamientos extrayendo aleatoriamente un papelito de una bolsa que llevaba a la cintura; cada vez que entregaba a su paciente uno de esos papeles murmuraba por lo bajo para que aquél no le oyera: «¡Que Dios te la depare buena!».

Y ya que estamos con los rayos X veamos otra historia graciosísima en la que de nuevo se dan cita la picardía *non sancta* del médico y la penosa ignorancia de algunos pacientes.

El protagonista llegó a un pueblo de una rica región agrícola española para instalarse como médico titular recién nombrado por el Ministerio para aquella localidad. Era, pues, lo que se conoce como médico rural, aunque la designación del cargo, ganado en dura oposición, era la de médico de A.P.D., asistencia pública domiciliaria. En las funciones inherentes al cargo estaba el pasar diariamente consulta y el atender en los domicilios a los pacientes que así lo requiriesen durante los 365 días y las 365 noches del año. Pero aquel médico aportaba una gran novedad: venía provisto de un moderno aparato de rayos X, algo nunca visto por allí y sólo utilizado por los médicos especialistas de la capital. Claro que aquel *extra* no estaba incluido en las prestaciones que cubría el sueldo oficial del médico y ni siquiera en las *igualas* que los pacientes pagaban mensualmente y por familia para ganarse una atención más «particular»; la exploración radiológica habría que pagarla aparte y además con una tarifa variable que el médico estableció según el método que vamos a conocer, verdaderamente infalible gracias a la misma ciencia.

En aquella región española, como en otras muchas, era costumbre por entonces —hace cincuenta años— que los hombres y las mujeres llevasen el dinero en monedas guardado en los refajos que formaban parte del vestuario rural de nuestras gentes; eran grandes monedas de *duro,* algunas todavía de plata, que constituían el capital sin el que nadie se atrevía a ponerse de viaje aunque este fuese tan sólo de los escasos kilómetros que separaban un pueblo de otro; pero no hacía falta viajar; en todo caso, el mejor y único banco eran la intimidad de aquella prenda que rodeaba en apretadas vueltas el vientre.

El médico de nuestra historia conocía bien estas costumbres y las supo aprovechar. Al paciente que entraba en su consulta con aquellos arreos vestuarios le sugería la conveniencia de someterlo a una exploración con el flamante aparato de rayos X situado en la habitación aledaña.

—Y eso ¿cuánto me va a costar? —preguntaban siempre el hombre o la mujer, recelosos de cualquier gasto superfluo, y temerosos de que aquella «extravagancia» les alterara la economía.

—Bueno —respondía el médico—, eso ya se lo diré luego; depende de lo que vea por la pantalla.

Y no mentía en absoluto. Al enfermo le hacía pasar a la sala de rayos indicándole cómo debía colocarse y siempre con la advertencia:

—No hace falta que se quite usted la ropa. Estos aparatos modernos pueden ver a través de la tela.

Y claro que veía; veía las monedas que él o ella guardaban en el refajo y hacía un rápido recuento. Al cabo de unos momentos daba por finalizada la exploración.

—¿Qué tengo, doctor? —el paciente escrutaba anhelante los ojos del médico.

—Pues afortunadamente nada de qué preocuparse. Son treinta duros.

U otra cantidad ajustada a lo que ocultaba a simple vista, pero no a rayos X, el refajo. Y el paciente, con más o menos gesto de dolor del alma que no físico, sacaba los cuartos y los ponía sobre la mesa del médico.

En una ocasión aplicó el procedimiento a un hombre que tras abonarle la tarifa del caso demostró socarronamente que había captado el truco.

—Buena vista tiene usted, doctor. Cuarenta duros traía y cuarenta me ha sacado.

Lo que el médico cobra por su actuación se denomina *honorarios* al igual que la remuneración de otros profesionales liberales como arquitectos o abogados. Esa palabra hace referencia a que el dinero que se da a estos profesionales no trata de pagar un servicio, que la sociedad ha considerado tradicionalmente como «impagable», sino que es a modo de reconocimiento «honorífico» del mismo. Por eso hasta tiempos relativamente recientes no han podido estar sujetos a tarifa como no lo está el agradecimiento; y por la misma razón era muy frecuente que los médicos trabajaran *gratis et amore* y que un elevado porcentaje de sus actuaciones recibieran únicamente el pago de una sonrisa agradecida del paciente y sin que ellos plantearan tan siquiera otro tipo de remuneración. Sin embargo, en esto, como en todo, hay matices y uno muy divertido, y nada insólito por cierto, es el de la siguiente historia que con ciertas variantes ha narrado en alguna ocasión el doctor Cruz Hermida.

Un cirujano recibió un día por correo un lujoso sobre que contenía un no menos lujoso tarjetón en el que unos para él desconocidos marqueses del Bajo Guadalquivir le invitaban junto con su esposa a visitarles en el palacio de su Título. Su primer impulso fue desechar aquella invitación como hacía con tantas otras de diversa índole que le obligasen a romper su rutina cotidiana. Pero su mujer no lo pensó así, sino que aquel membrete aristocrático le tentó la curiosidad y, por qué no decirlo, también el gusanillo de la vanidad. «¡Unos marqueses que nos invitan a su palacio! ¡Tenemos que ir, Pepe!», fue el deseo-orden que su marido no podía dejar de cumplir aun con su propia desgana.

Llegado el día de la visita, el matrimonio se acicaló de punta en blanco y se dirigieron a la mansión nobiliaria. Fueron recibidos por un criado uniformado como en un película de época que les condujo a un amplio salón amueblado con todo lujo y con gran número de espejos como se esperaría de un palacio con todos sus atributos. Casi al instante aparecieron los marqueses; éstos vestidos muy campechanamente como quien espera a unos íntimos amigos a los que se ve todos los días. Cuando el médico vio a su anfitrión le vino a la memoria aquel rostro. Era el de un paciente a quien había operado con urgencia de apendicitis en su clínica unas semanas atrás; desde luego entonces desconocía su identidad y más aún su categoría social; era un paciente privado al que pasó una factura de cincuenta mil pesetas que él abonó religiosamente con un talón bancario antes de abandonar la clínica; y no volvió a saber nada hasta esa tarde en el salón palaciego.

El marqués abrazó efusivamente al médico, dijo estarle eternamente agradecido por su excelente actuación —incluso se levantó la camisa para enseñar orgulloso la cicatriz que testimoniaba su pasada apendicitis—, hizo las presentaciones de su esposa, la señora marquesa, estampó dos besos en las mejillas de la mujer del médico y pasó a explicar el motivo de aquel encuentro.

—Quería verte, Pepe, me vas a permitir que te tutee, nos vamos a tutear todos ¿no os parece?, porque quiero darte otra vez las gracias por lo que hiciste. ¡Qué marido tienes, Pili!

—No fue nada, no fue nada —intentó una cortés excusa el médico que todavía no se había centrado en la escena.

Durante unos minutos continuó el diálogo en términos parecidos y por fin el marqués anunció:

—Y ahora vamos a ccnar. En vuestro caso no hemos querido organizar una cena de compromiso; no entre amigos, ¿verdad?; algo informal, como de la familia...

Y la cena palaciega, aristocrática, que había hecho imaginar raras delicias y exquisito servicio a la mujer del médico y también a éste, para qué engañarnos, consistió en media docena de platos con trozos de tortilla de patata, embutidos de supermercado y unas aceitunas rellenas, todo ello regado con cerveza de lata y una botella de vino, eso sí, de Rioja aunque corrientito.

Transcurrió la velada, como no podía ser de otro modo, entre conversaciones intranscendentes, y al acabar, los marqueses acompañaron al matrimonio de Pepe y Pili hasta el automóvil que habían dejado aparcado ante la cancela de acceso a los jardines del palacio. Según afirmó con rotundidad y repetidamente el marqués, allí había dado comienzo una eterna y entrañable amistad.

El verdadero resultado de aquella cena de la tortilla fue que en los dos años siguientes el médico operó al marqués de una úlcera de duodeno y de un lobanillo en el cogote, a la marquesa de un quiste de ovario y de una liposucción; y al hijo de los marqueses de unas hemorroides. Todo ello absolutamente gratis, en aras de tan entrañable amistad, porque, claro, a un amigo no se le cobra.

Con el tiempo, cuando la hija del médico estaba a punto de finalizar la carrera de medicina, su padre le dio este sabio consejo basado en la experiencia propia como todos los que le dispensaba:

—Hija mía: con los pacientes no hay que tomarse ni una caña.

¿Es el médico un buen enfermo? Esta es una pregunta que pueden hacerse los pacientes cuando en su propia enfermedad son sometidos a una dura disciplina y además se les pide que lo hagan de buena gana y hasta con una sonrisa en los labios porque «es por su bien». Pero el médico en similares circunstancias ¿cómo se comporta? En términos generales podríamos decir que lo hace como cualquier otra persona o cualesquiera otras porque la actitud ante la enfermedad ya sabemos que varía mucho de unos a otros individuos. Al fin y al cabo, el haber hecho los estudios de medicina la única investidura que otorga es la de un saber especial en un ámbito del conocimiento también especial, pero no modifica necesariamente las condiciones humanas de quien se matricula en la facultad y al cabo de los años se licencia. Ahora bien, lo cierto es que esos conocimientos sobre la enfermedad sí van a influir con frecuencia en la manera de enfrentarse a ella el individuo médico, aunque lo haga de las formas tan dispares que vamos a conocer.

En primer lugar, el acercamiento a los síntomas de tantas y tantas enfermedades suele provocar, ya en la misma época de estudiante, un cierto grado, mayor o menor, de hipocondría. Es decir, el joven estudiante sobre todo, pero también el médico curtido, van a creer neuróticamente que padecen todos los síntomas que van conociendo y con ellos las enfermedades correspondientes. Los profesores de Universidad sabemos que cada curso se acercarán a nosotros dos o tres alumnos para confiarnos que han reconocido en sí mismos el cuadro clínico que acabamos de explicar en clase. No es cierto, naturalmente —aunque alguna vez sí lo ha sido—, y el profesor tiene que dedicar un rato a tranquilizar al joven aun sabiendo que antes de que finalice la carrera va a «padecer» otra media docena de graves enfermedades.

Esta hipocondría es, desde luego, inversamente proporcional a la experiencia, pero no falta nunca en cualquier nivel de ésta. El médico que acude a un compañero suele recargar el relato de su sintomatología y darle un exceso de datos sobrevalorados por él mismo que con frecuencia dificultan el correcto y necesario razonamiento de la enfermedad. Además, el colega consultado se siente muchas veces violento por ese compañerismo para llevar el interrogatorio clínico por los caminos naturales; carece del «distanciamiento» entre paciente y médico que es preciso para encauzar una historia clínica según sus propios criterios objetivos.

Este es, quizá, uno de los motivos fundamentales para que tradicionalmente se considere como un factor negativo, en la evolución de cualquier enfermedad, el hecho de que el paciente sea médico. Pudiera creerse, en efecto, que un médico enfermo cuenta con innumerables ventajas a la hora de ser atendido y para que su enfermedad transcurra con el mejor pronóstico. Pero la realidad es bastante distinta. Puede que sí encuentre «atajos» para una pronta atención, puesto que conoce el funcionamiento administrativo de la sanidad y cómo salvar sus desesperantes obstáculos; además, la solicitud de atención la hará de compañero a compañero, a cualquier hora y en cualquier lugar. Este tipo de relación, por cierto, también sucede, por ejemplo entre compañeros de la empresa de la luz o de una compañía de transportes y a nadie le parece raro ni ilegítimo, pero sí lo parece con los médicos.

Mas al margen de esas innegables facilidades se encuentran otros factores que enturbian el proceso asistencial y curativo. Es frecuente la interferencia del enfermo con su propia opinión en las decisiones diagnósticas y terapéuticas que se han de tomar sobre él, algo que no se permitiría a ningún otro paciente y que, sin embargo, no hace sino dificultar la normal desenvoltura de todo el proceso que requiere, una vez más, la interposición de una «distancia» entre médico y enfermo. Por otro lado, se dan en este caso todas las circunstancias agravantes para que se produzca lo que se denomina *síndrome del recomendado,* un cuadro clínico que no viene expresado en los libros de texto, pero tan real y conocido como pueda serlo una peritonitis. Cosiste esta curiosa enfermedad en la exacerbación de dos principios absolutamente ineluctables: el primero nos dice que «cuanto mejor se quiera hacer una cosa, peor saldrá; el segundo, incluido en la famosa lista de Murphy, avisa de que «si en alguna situación algo puede ir mal, irá mal». La suma de los dos trae como consecuencia que los análisis se perderán o resultarán erróneos, la enfermera que pincha maravillosamente se estrellará una vez tras otra al intentar pinchar la vena del enfermo recomendado y le llenará el brazo de hematomas, el medicamento más adecuado para su enfermedad le sentará fatal o le provocará una reacción alérgica de garabatillo, y hasta que la habitación del hospital elegida para su mayor comodidad de recomendado se transformará por unos días en la más ruidosa de la planta. Todo este cúmulo de circunstancias adversas —que alguno de mis lectores habrá sufrido en sus carnes— hacen que quien conoce su probabilidad se apresure a pedir: «A mí que me traten como si fuera del seguro»; o más coloquialmente: «a mí como un *28/*», aludiendo al número inicial de su cartilla de la Seguridad Social que es ese en Madrid, pero que cada uno puede sustituir por el de su provincia.

Si bien todo lo que acabo de decir sucede cuando un médico acude como enfermo a un colega, la situación más habitual del médico enfermo es otra. Es mucho más frecuente que el médico retrase en demasía esa consulta, bien porque se resista a aceptar como reales los síntomas que aqueja o porque, reconociéndolos, se deja dominar por el miedo y prefiere negar la evidencia con el infantil método de esconder la cabeza bajo las sábanas y borrarla del pensamiento. En cualquiera de los dos casos, como es natural, el tiempo corre en contra suya y a menudo hace que se llegue a un diagnóstico tardío y por consiguiente a un resultado desalentador.

El lector podrá preguntar con harta razón que si está justificado poner la confianza en alguien que deja paralizarse su voluntad por el miedo a estar enfermo. Y quien esto escribe podrá darle pocas respuestas a esa lógica pregunta. Quizá la única válida sea, a la gallega, otra interrogación: ¿En quién, si no, va a confiar? Téngase además en cuenta que esa actitud tan negativa del médico sólo la aplica sobre sí mismo y nunca sobre los enfermos que a él se confían, con lo que se soslaya el mal inherente a ese quietismo. A este respecto, y salvando todas las distancias que se quiera, yo recomendaría la lectura de una novela de Miguel de Unamuno, la titulada *San Manuel Bueno, mártir,* donde un personaje entrañable y de una pieza, como todos los de este autor, sufre algo parecido y sin embargo actúa como se espera de él para el bien de los demás.

Son muchas las cosas que los médicos hacemos mal y en un capítulo como éste, en el que trato de poner en evidencia la viga que llevamos en el ojo propio, deben irse citando como curiosidad y también como confesión en solicitud de indulgencia.

Uno de los pecados más reprobables es hablar mal del compañero; quizá se dé también en otras o en todas las profesiones, pero en la nuestra adquiere inusitada frecuencia hasta convertirse en una mala costumbre. A ello contribuye el que no siendo la medicina una ciencia exacta donde dos y dos sean siempre cuatro, es común la disparidad de criterios a la hora de enjuiciar unos determinados síntomas o de establecer un oportuno tratamiento. Pero esta discrepancia que podría ser buena, y de hecho lo es cuando se manifiesta en las sesiones clínicas donde los médicos tratan de encontrar unos parámetros de actuación común para un caso, es nefasta si se muestra frente al enfermo y más si, como es desgraciadamente habitual, se hace utilizando juicios acres y despectivos para el colega que hasta ese momento ha tenido a su cargo al enfermo. Es muy común que el paciente oiga comentarios de esta guisa: «Pero ¿quién le ha mandado a usted esto?», «menos mal que ha venido usted a mí, porque el que le ha visto no tiene ni idea». Son comentarios, la mayoría de las veces, injustos y faltos de razón, pero el mal ya está hecho. Y no es el mal mayor para el compañero denigrado, sino para la profesión en general y, lo que es mucho más grave, para el propio enfermo que al final llega a pensar que si uno se ha equivocado ¿por qué no habrían de equivocarse de la misma manera los dos o los tres a los que ha consultado?; con lo cual el paciente pierde la confianza en cualquier otro médico, y esta confianza es, como bien sabemos, la condición primera y principal para una buena relación médico-enfermo y, al cabo, para la correcta curación de cualquier enfermedad.

El secreto profesional es una obligación moral y jurídica que carga sobre la conciencia de cada médico desde el mismo momento en que, acabados sus largos estudios, hace solemne proclamación de su profesión mediante el célebre *Juramento de Hipócrates* u otra fórmula similar acomodada a los tiempos. En cualquier caso, el deber de guardar secreto sobre todo lo que concierna a los enfermos y haya conocido en el transcurso de su actuación profesional va implícito en el hecho de ser médico. De siempre se ha asimilado esta obligación con la que tienen los sacerdotes de guardar el secreto de confesión frente a cualquier violencia que se pueda hacer sobre ellos para revelarlo.

En el caso de los médicos ese secreto, o esa discreción si se le quiere llamar con un término menos solemne, se mantiene de forma casi absolutamente general, si bien las presiones a que se ven sometidos para faltar a él son de muy diversa índole. Hay que tener en cuenta, además, que, en muchas ocasiones, el no revelar el padecimiento de una enfermedad por parte de un individuo puede traer como consecuencia que tal enfermedad se propague a otras personas; es el caso de las enfermedades infectocontagiosas, y piénsese, como ejemplo de máxima actualidad y alarma social, en el SIDA. Existen un grupo de enfermedades de este tipo que la legislación sanitaria engloba en el término de *declaración obligatoria* por cuanto constituyen males epidémicos cuyo principal y a veces único control es precisamente su conocimiento y el aislamiento de los casos detectados.

A este respecto será bueno recordar que dos plagas que asolaron a la sociedad mundial durante siglos, la tuberculosis y la sífilis, pudieron ser dominadas y casi vencidas por completo cuando a los enfermos se les aislaba en centros sanitarios especiales —con el consiguiente estigma público de esas personas— hasta que se curaban, momento a partir del cual volvían a integrarse sin ninguna dificultad en sus ambientes habituales de convivencia. Hoy ese aislamiento está mal visto y ambos males vuelven a proliferar alarmante y peligrosamente. Más grave aún es el caso del SIDA. La ley prohíbe que se realicen análisis de detección de la enfermedad sin el permiso expreso del supuesto paciente, con lo que muchos afectados de tan terrible enfermedad pueden seguir contagiando a individuos sanos; este es uno de los principales problemas con que se enfrenta la sanidad para un correcto control de la plaga por antonomasia de nuestro tiempo.

Pero estoy narrando en este capítulo errores y disparates médicos y lo que acabo de contar entra más en los aspectos jurídicos con los que tiene que lidiar a diario el médico sin que quepa achacarle a él mismo la responsabilidad. Otro aspecto que atañe a la indiscreción sobre el obligado secreto profesional sí merece un varapalo en nuestras costillas. Me refiero a la mala costumbre de muchos colegas, sobre todo con práctica hospitalaria, de ir comentando detalles de los pacientes que están atendiendo y hacerlo en cualquier lugar del hospital y con absoluta indiferencia a quienes, ajenos a su oficio, les pueden rodear en ese momento: pasillos, ascensores, cafetería, etc., son frecuentes escenarios de estas conversaciones que ellos consideraran naturales y coloquiales, pero que en muchas ocasiones son escuchadas quizá por algún familiar del paciente en cuestión que se entera así de detalles que debiera ignorar, al menos sin el explícito consentimiento del enfermo. Cualquier comentario sobre el estado de un paciente debe quedar reservado al ámbito del despacho médico o a la sala de reuniones donde se discute académicamente el caso clínico con un público profesional y experto que sabrá en cada momento comprender el alcance de cada palabra y de cada opinión.

A los médicos se nos pueden achacar, unas veces con razón, otras sin ella, muchos defectos que debemos asumir con humildad y en ocasiones con una sonrisa en los labios, pero no debemos terminar un libro como éste sin aportar siquiera un breve y necesariamente incompleto alegato de defensa. Asumiendo esa misión de abogado de mi oficio voy a esbozar alguna de las circunstancias en que transcurre actualmente la actividad médica, porque de ellas se traslucirán algunos de nuestros defectos ante el enfermo, que además de sufrir su enfermedad muchas veces nos sufre también a nosotros.

La medicina moderna adolece de dos condiciones que hemos de entender en su más amplio sentido como perjudiciales, aunque una de ellas quizá cueste más hacerlo así por el común de las gentes. Esas dos condiciones son por un lado la masificación de la asistencia y por otro la tendencia al trabajo en equipo.

La masificación obedece a una mayor, universal, demanda de asistencia sanitaria por parte de la población. Hoy el más mínimo malestar o la más pequeña alteración de lo que cada uno, influido en esto mucho por las modas, considera como ideal físico y estético, se intenta resolver con el recurso a la medicina. Catarros, dolorcillos más o menos banales, defectos estéticos que se salen de la norma establecida por las imágenes publicitarias, y tantos y tantos otros casos menores, ocupan su puesto en las larguísimas listas de espera de los centros sanitarios. No cabe duda de que para quien tiene unas varices en la pierna, un juanete en el pie o un lobanillo en el cogote, su mal aventaja con creces al de cualquier otro hijo de vecino, pero la realidad no es así y, sin embargo, el colapso de las listas de espera se debe en gran parte a este tipo de pacientes que ocupan un turno indiscriminadamente o que bloquean los consultorios de atención primaria.

Los muchos pacientes y el tiempo limitado para atender a todos ellos hace que la atención pueda ser apresurada y precaria, pagando justos por pecadores; pero prueben a decirle al señor del lobanillo que vuelva otro día porque en la sala de espera hay media docena de casos más importantes. La respuesta más suave que recibiremos será la tan socorrida de «¡para eso pago!», que viene a ser una variable de aquella otra tan racial de que «el que venga detrás que arree».

Esa misma premura condiciona en no pocos casos la práctica de una medicina «de complacencia» en la cual el médico solventa la prisa cediendo a las peticiones del paciente tanto en la prescripción de recetas muchas veces innecesarias con una atención más detenida y personalizada, como en la remisión a otros especialistas, con lo que el problema de masificación no hace sino multiplicarse.

El otro factor al que me he referido, el trabajo en equipo hoy tan habitual en hospitales y hasta en los Centro de Salud de Atención Primaria, tiene sus innegables ventajas como las tiene en cualquier otra actividad científica o técnica donde el volumen de conocimientos que se manejan supera con mucho las limitadas capacidades de aprendizaje y práctica de un solo individuo. Pero adolece en el caso que nos ocupa de la medicina de algún inconveniente.

Al ser la medicina, como ninguna otra, una ciencia en permanente avance —lo cantaban a dúo don Hilarión y don Sebastián en el comienzo de *La verbena de la Paloma*— se constata a diario que los descubrimientos de hoy aminoran y hasta inhabilitan los de ayer mismo —es el caso del agua de Loeches de nuestros personajes zarzueleros—; este continuo cambio provoca en los profesionales un desmedido afán de «estar a la última» despreciando muchas veces hallazgos previos que, a pesar de todo, siguen teniendo validez. «Hay que probar lo último que se ha publicado» y quien así lo hace figurará ante sus colegas como un dechado de modernidad y de prestigio profesional. Pero de ese mismo cambio incesante y esa ganancia de renombre en el reducido ámbito de los colegas se sigue como el caldero a la soga una desaforada competitividad. La colaboración entre compañeros de un mismo oficio para mejorar entre todos es algo encomiable y muy beneficioso para sus últimos destinatarios, en este caso los enfermos; pero la competencia, que se adultera con extrema facilidad de afán de quedar unos por encima de otros en los foros científicos es ya otra cosa muy distinta y nada buena. Y esto es precisamente lo que sucede muy a menudo: las sesiones clínicas, los congresos, las reuniones de cualquier tipo entre médicos se transforman en concursos de ver quién es más listo, a veces hasta con controversias que rayan o manifiestan con claridad la acritud de los argumentos.

A todo esto contribuye también, y de forma muy notable, el elevadísimo número de licenciados que salen hoy de las facultades de medicina y que superan con creces las posibilidades de encontrar un puesto laboral. Considérese que con el sistema M.I.R. (Médicos Internos y Residentes), único válido para que los médicos recién licenciados accedan a un trabajo hospitalario y realicen la práctica de una concreta especialidad exigible para cualquier otra forma de ejercicio profesional, se presentan anualmente más de 15.000 opositores para un número de plazas que no alcanza la tercera parte de esa cifra. En esas condiciones la lucha para obtener luego un trabajo fijo y aceptablemente remunerado es feroz. Los jóvenes médicos se irán haciendo un *curriculum* a base de trabajar, sí, pero también de saltar por encima de cualquier obstáculo que se les presente en forma de compañero. Todo ello redunda una vez más en la cruel competición, y de rechazo en que sea menos importante ofrecer una atención humanística al enfermo que apuntarse éxitos científicos que luego se incluyan en los baremos de calificación final.

De cualquier manera, y para terminar este apretado libro sobre las relaciones entre médicos y enfermos, quiero dejar claro que la voluntad del médico —con las inevitables excepciones de una profesión ejercida por seres humanos y nada más que por seres humanos— es siempre ayudar al prójimo que sufre el desgarrón vital de la enfermedad. En esa relación existen infinidad de circunstancias curiosas, muchas de las cuales he pretendido traer a estas páginas precisamente para hacer más humano nuestro trato mutuo. Estoy totalmente convencido de que la mayoría de mis lectores así lo sabrán entender y que todo ello contribuirá a que cuando un médico y un paciente se sienten frente a frente nazca de inmediato entre ellos una corriente de simpatía —en el sentido etimológico de esta palabra— y de confianza. El beneficio será mutuo y la vida, aun en trance de enfermedad, será más fácil.

De todas maneras, como de todo hay en la viña del Señor, termino con dos ejemplos sublimes de todo lo contrario. Se trata de dos esquelas mortuorias, en las que me permito cambiar algunos nombres para no perjudicar aún más a sus protagonistas, aparecidas en diarios nacionales de gran difusión donde queda explícitamente manifiesto que algunas personas no nos quieren bien; espero que el amable lector que haya llegado hasta aquí no nos castigue de semejante modo. Vamos a llevarnos bien, gracias.

†
EL SEÑOR
DON JOSÉ MARÍA DÍAZ REMEDIOS
Falleció en Madrid
El día 27 de junio de 1992
Confortado con los auxilios espirituales
D. E. P.

Su viuda comunica al DR. JOSÉ PÉREZ PÉREZ —PROFESOR HONORARIO DE CIRUGÍA DE LA UNIVERSIDAD X DE MADRID — (QUE FUE QUIEN LE OPERÓ), así como a familiares y amigos, que la misa que se celebrará (D. m.) el día 27 de abril (décimo mes de su fallecimiento), en el Panteón Familiar de la Sacramental de San Isidro (...) etc.,

†
CARLOS LÓPEZ RODRIGO
Falleció por negligencia médica
el día 17 de diciembre de 1987

ESPASA MINOR

TÍTULOS PUBLICADOS

1. ANA M.ª MATUTE: *OLVIDADO REY GUDÚ*
2. ROSA MONTERO: *LA HIJA DEL CANÍBAL* (PREMIO PRIMAVERA DE NOVELA)
3. FERNANDO FERNÁN-GÓMEZ: *LA PUERTA DEL SOL*
4. MANUEL LEGUINECHE: *LOS ÁNGELES PERDIDOS*
5. RODDY DOYLE: *PADDY CLARKE, JA, JA, JA*
6. CARDENAL SUENENS: *BALDUINO*
7. LUIS ROJAS MARCOS: *LAS SEMILLAS DE LA VIOLENCIA* (PREMIO ESPASA DE ENSAYO)
8. JAIME DE ARMIÑÁN: *LOS AMANTES ENCUADERNADOS*
9. J. IGNACIO DE ARANA: *MÁS HISTORIAS CURIOSAS DE LA MEDICINA*
10. CRISTINA GARCÍA: *SOÑAR EN CUBANO*
11. ALFONSO USSÍA: *LOS VERSOS PROHIBIDOS*
12. F. PÉREZ ABELLÁN: *CRÓNICA DE LA ESPAÑA NEGRA. LOS 50 CRÍMENES MÁS FAMOSOS*
13. LUIS CARANDELL: *LAS HABAS CONTADAS*
14. GRAHAM GREENE: *EL REVÉS DE LA TRAMA*
15. FERNANDO FERNÁN-GÓMEZ: *¡STOP! NOVELA DE AMOR*
16. MARTÍN PRIETO: *CARTAS A MUJERES*
17. MARGARITA RIVIÈRE: *LO CURSI Y EL PODER DE LA MODA* (PREMIO ESPASA DE ENSAYO)

18. Amando de Miguel: *La España de Nuestros Abuelos*
19. Bernard S. Siegel: *Amor, Medicina Milagrosa*
20. Evelyne Waugh: *Un Puñado de Polvo*
21. Sylvia Plath: *La Campana de Cristal*
22. Lolo Rico: *TV. Fábrica de Mentiras*
23. Pedro Voltes: *Historia de la Estupidez Humana*
24. Terenci Moix: *La Herida de la Esfinge*
25. Luis Rojas Marcos: *La Ciudad y sus Desafíos*
26. Fernando Fernán-Gómez: *El Vendedor de Naranjas*
27. Jon Juaristi: *El Bucle Melancólico. Historias de Nacionalistas Vascos* (Premio Espasa de Ensayo)
28. Jorge Luis Borges: *Nueve Ensayos Dantescos*
29. José María Carrascal: *Cartas Españolas a mi Mujer*
30. Ramón Pernas: *Si Tú me Dices Ven*
31. Juan Pando: *Hollywood al Desnudo*
32. Luis Sánchez Polack «Tip»: *Santos Varones I y II*
33. Manuel Leguineche: *Apocalipsis Mao. Una Visión de la Nueva China*
34. Camilo José Cela: *El Espejo y Otros Cuentos*
35. Raúl Guerra Garrido: *La Carta*
36. Martín Casariego: *Mi Precio es Ninguno*
37. Luis Rojas Marcos: *Latidos de Fin de Siglo*
38. Javier de las Heras: *Viaje Hacia Uno Mismo*
39. Amando de Miguel: *El Sexo de Nuestros Abuelos*
40. Pedro Voltes: *Historia de los Balcanes*
41. Susana Fortes: *Las Cenizas de la Bounty*
42. Luis Rojas Marcos: *La Pareja Rota*
43. Manuel Vázquez Montalbán: *Tres Novelas Ejemplares*
44. Pedro Voltes: *Grandes Mentiras de la Historia*
45. Raimon Panikkar: *Invitación a la Sabiduría*
46. Marta Rivera de la Cruz: *Que Veinte Años no es Nada*
47. Juan Madrid: *Nada que Hacer*
48. Juan Pando: *Crónica Negra de Hollywood*
49. Xavier Rubert de Ventós: *Nacionalismos. El Laberinto de la Identidad*

50. S. Ortoli y N. Witkowski: *La Bañera de Arquímedes. Pequeña Mitología de las Ciencias*
51. Antonio Pereira: *País de los Losadas*
52. Antonio Pereira: *Cuentos del Medio Siglo*
53. Luis Rojas Marcos: *Antídotos de la Nostalgia*
54. Amando de Miguel: *La Perversión del Lenguaje*
55. Fernando Fernán-Gómez: *La Cruz y el Lirio Dorado*
56. Emilio Ruiz Barrachina: *Calamarí*
57. José Ignacio de Arana: *Diga Treinta y Tres. Anecdotario Médico*
58. Manuel Longares: *No Puedo Vivir sin Ti*
59. Joaquín Leguina: *Malvadas y Virtuosas. Retratos de Mujeres Inquietantes*
60. Luis Antonio de Villena: *Amor Pasión*
61. Fernando Martínez Laínez: *Los Espías que Estremecieron al Siglo*
62. Sara Rosenberg: *Un Hilo Rojo*
63. Telmo Fernández Castro: *La Construcción de los Cielos. Historias del Universo*
64. Roberto Pelta: *El Veneno en la Historia*
65. Martín Casariego: *Algunas Chicas son como Todas*
66. Jesús Palacios: *Alégrame el día*
67. Francisco Pérez Abellán: *Ellas Matan Mejor. 50 Crímenes Cometidos por Mujeres*
68. Marino Gómez-Santos: *Españoles sin Fronteras*
69. Manuel Fernández Álvarez: *El Príncipe Rebelde*